HYSTERECTOMY
Activity Book

This Book Belongs to:

_____

_____

_____

Table of Contents

WELCOME, 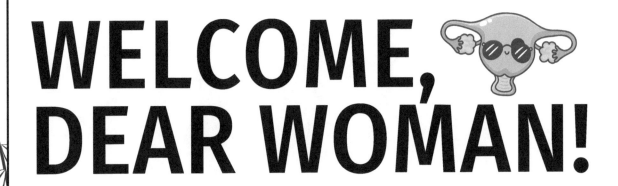 DEAR WOMAN!

We deeply appreciate your incredible resilience and persistence throughout your recovery from hysterectomy surgery. Your determination and strength are truly inspiring to us every day.

Within this activity book, we celebrate your journey by presenting a variety of engaging puzzles and games tailored for women navigating the challenges of hysterectomy surgery recovery. Each activity is designed to entertain, uplift, and stimulate your mind, providing a delightful distraction and a source of joy as you heal.

Our hope is that this book brings moments of relaxation and positivity, serving as a comforting companion during your recovery journey. We are grateful for your resilience and bravery, and we offer these activities as a small token of appreciation for your enduring efforts.

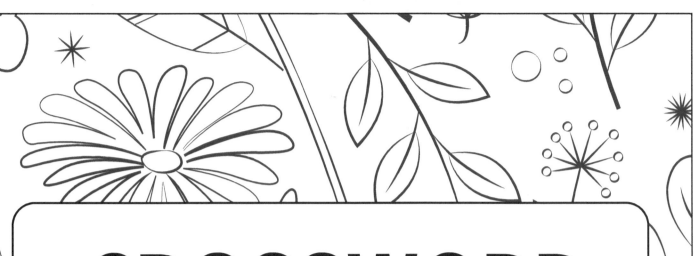

CROSSWORD

<u>How to play:</u>

Crossword puzzles are presented in a grid format, typically square or rectangular.

The aim of the game is to fill the squares with letters, thereby creating words or phrases. This is achieved by deciphering clues provided, leading to the answers.

In languages that are written left-to-right, the answer words and phrases are placed in the grid from left to right ("Across") and from top to bottom ("Down").

CROSSWORD 1

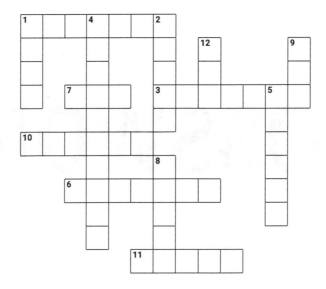

ACROSS

1. Italian layered pasta dish
3. Green vegetable used in salads
6. Summer footwear
7. Feeling of happiness
10. A game with love and deuce
11. Used for cutting vegetables and fruits.

DOWN

1. King of the Jungle
2. Round red fruit often associated with love
4. Crunches numbers for a living.
5. Morning brew
8. Land of the Rising Sun
9. The window to the soul.
12. Head covering worn in winter

CROSSWORD 2

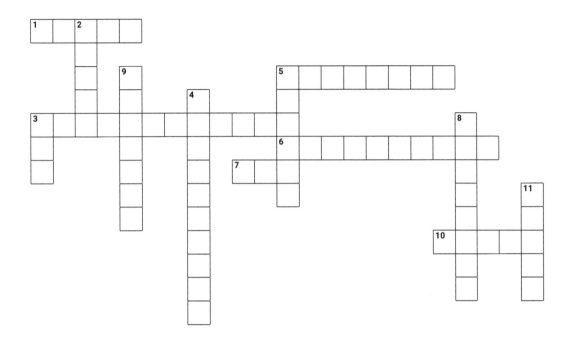

ACROSS

1. Mode of transportation on rails.

3. Small, round vegetable often found in salads.

6. Popular summer fruit.

7. Overwhelming sadness.

10. Tropical fruit with yellow skin and sweet, tangy flesh.

5. Bottoms worn for swimming.

DOWN

2. Forbidden fruit in folklore.

4. Handles financial records for a company.

5. Evening ritual for cleanliness.

3. Furry feline friend.

8. Where goals are scored with feet.

9. Long-necked African mammal.

11. Used for stirring and mixing ingredients in a bowl.

CROSSWORD 3

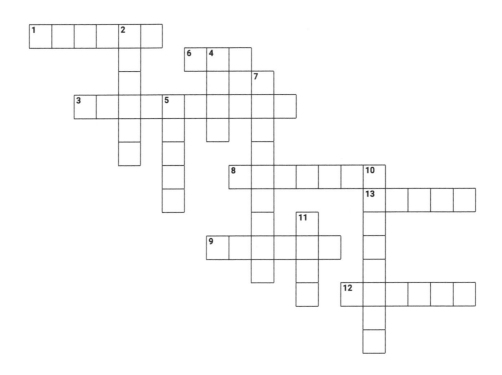

ACROSS

1. Home of the Eiffel Tower.
3. Small, juicy red fruit often used in desserts
6. Man's best friend.
8. Two-wheeled vehicle powered by pedals.
9. Played on ice with sticks and a puck.
12. Root vegetable often used in stews.
13. Meal between breakfast and dinner.

DOWN

2. Small, round fruit often on desserts.
4. Keeps food warm until served.
5. Where you might wear a wristwatch.
7. Dreams up blueprints for structures.
10. Largest land mammal.
11. Sleeveless garment worn over a shirt.

CROSSWORD 4

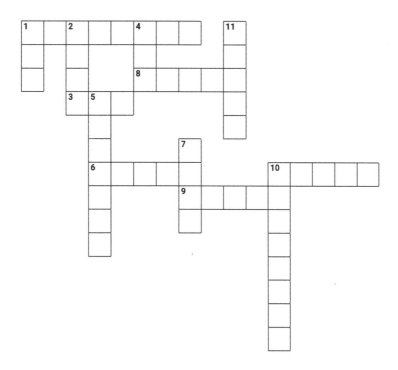

ACROSS

1. Outdoor cooking event.
3. Helps you hear and keep balance.
6. Small, scaly creature often kept in a terrarium.
8. Black and white bear from China.
9. Citrus fruit with a sour taste.
10. Japanese rice dish with raw fish.

DOWN

2. State of extreme anger.
1. Public vehicle carrying multiple passengers.
4. Used for measuring ingredients like flour or sugar.
5. Leafy green with a peppery taste.
7. The gentleman's game played with clubs and balls.
10. Footwear for sports.
11. Birthplace of Pizza.

CROSSWORD 5

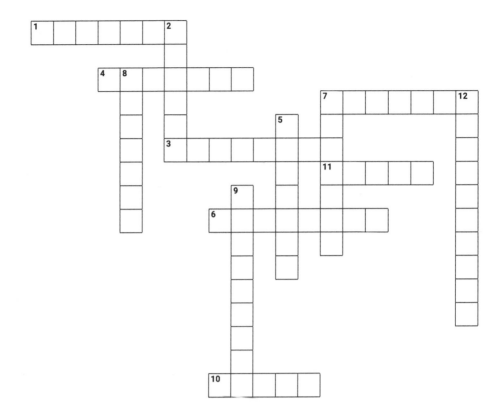

ACROSS

1. Fixes waterworks and pipe problems.

3. Vehicle for aerial travel.

4. Fluffy rodent known for spinning webs.

6. A team sport played on a diamond.

7. Summer insect known for its chirping.

10. Sense of fear or apprehension.

11. Allows you to bend and straighten your arm.

DOWN

2. Largest Country by Land Area.

5. Hot breakfast made from oats.

7. Fastest land animal.

8. Green fruit with a creamy texture and large seed in the middle.

9. Used for opening cans.

12. Essential for a clean smile.

CROSSWORD 6

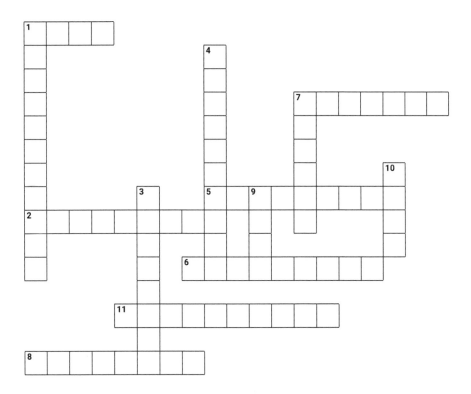

ACROSS

1. Formal attire for men.

2. Known for its Kangaroos.

5. National bird of the United States.

6. Small, purple fruit known for its antioxidants.

7. Getting from point A to point B.

8. Outdoor water activity.

11. Personal vehicle with two wheels and a motor.

DOWN

1. Orange vegetable rich in beta-carotene.

3. Tube-shaped pasta.

4. Played on a court with a net.

7. Attends to diners' needs in eateries.

9. Deep affection for someone.

10. You walk on them.

CROSSWORD 7

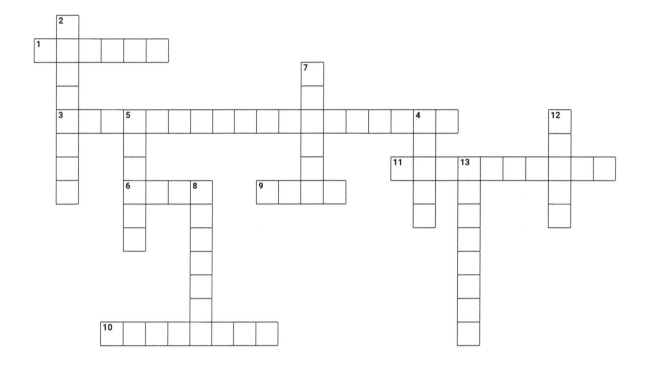

ACROSS

1. Used for grating cheese or vegetables.

3. Manages heavy lifting at construction sites.

6. Intense dislike or aversion.

9. Watercraft propelled by sails or engines.

10. Crusty French bread.

11. Fast-paced game with a hoop and a ball.

DOWN

2. Cruciferous vegetable often steamed or roasted.

4. Checking for new messages.

5. Protective summer headwear.

7. Land of the Maple Leaf.

8. Where you might get a piercing.

12. Garment worn around the neck for warmth.

13. Australia's iconic marsupial.

CROSSWORD 8

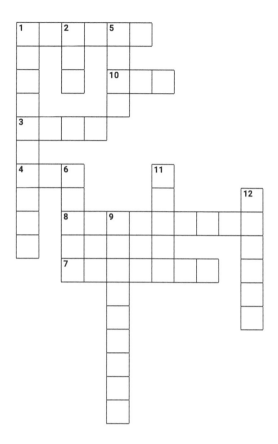

ACROSS

1. Yellow fruit with a curved shape.

3. A sport played on horseback.

4. Used for boiling water or cooking pasta.

7. Popular tomato-based condiment.

8. Tight-fitting garment worn under clothing.

10. Bright celestial body associated with summer.

DOWN

1. Sweet and crunchy vegetable often eaten raw.

2. Midday break.

5. The center of your face.

6. Large vehicle used for transporting goods.

9. Unravels mysteries and tracks down clues.

11. Feeling of amusement.

12. Where the Amazon Rainforest is found.

CROSSWORD 9

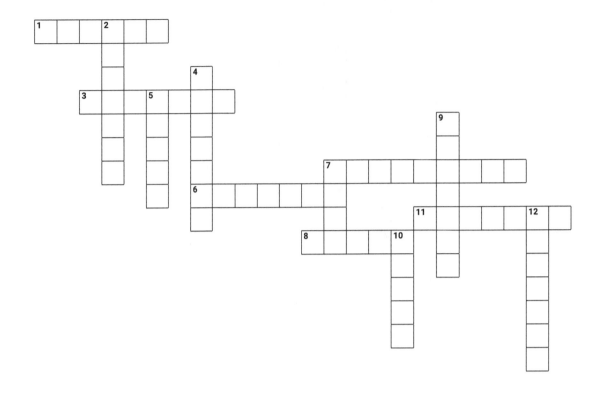

ACROSS

1. Long-eared hopping mammal.

3. Small green vegetable often used in stir-fries.

6. Personal vehicle used for short-distance travel.

8. Sweet, juicy fruit with a fuzzy skin.

7. Summer pastime involving a net and shuttlecock.

11. Casual footwear without laces.

DOWN

2. Used for blending smoothies and soups.

4. Keeps smiles bright and teeth healthy.

5. State of calmness or tranquility.

7. Creamy French cheese.

9. Country of a Thousand Lakes.

10. The body's powerhouse.

12. Folding and putting away clothes.

CROSSWORD 10

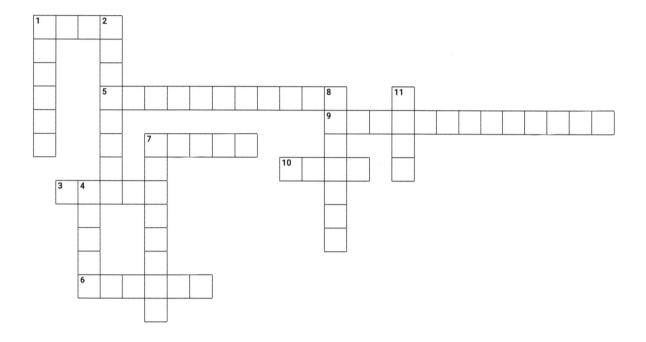

ACROSS

1. A martial art from Japan.

3. Necessary for proper hydration.

5. Famous for its Windmills and Tulips.

6. Allows you to taste your food.

7. Venomous snake with hood markings.

9. Upholds law and order in the community.

10. Summer month with the longest daylight hours.

DOWN

2. Used for baking cookies and cakes.

1. Lightweight garment worn over other clothes.

4. Sense of unease or nervousness.

7. Mode of transportation drawn by horses.

8. Leafy green vegetable often used in sandwiches.

11. Tart, green fruit often used in pies.

CROSSWORD 11

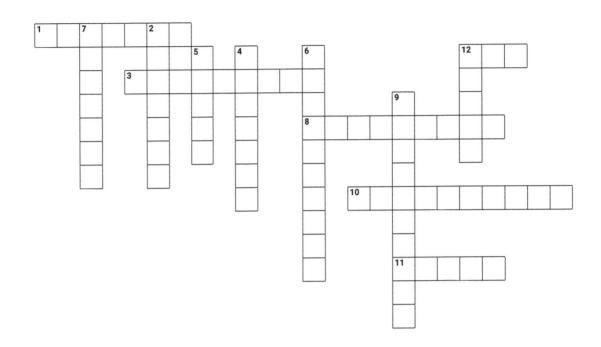

ACROSS

1. Leafy green in salads.

3. Tropical fruit with a spiky outer shell and sweet, white flesh.

8. Largest living reptile.

10. Seasonal cocktail often served with a tiny umbrella.

11. Home of the Taj Mahal.

12. Feeling of embarrassment or shame.

DOWN

2. A sport played on a green field with bats and balls.

4. Used for flipping pancakes or omelets.

5. Garment covering the lower body, often denim.

6. Purple vegetable often pickled.

7. Basic form of communication.

9. Crafts stories for the public's consumption.

12. Protects the brain.

CROSSWORD 12

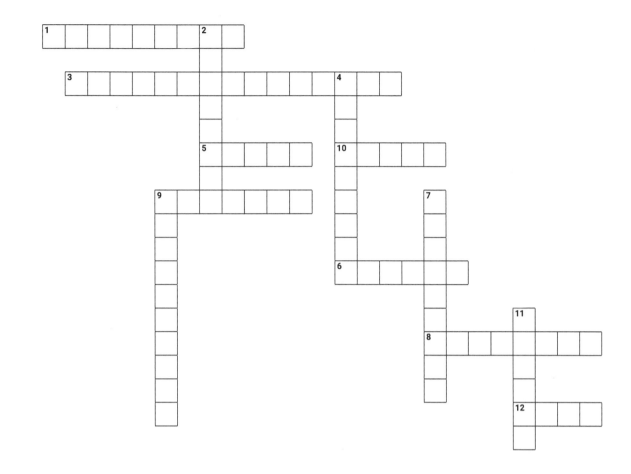

ACROSS

1. Vehicle used for emergency medical transport.

3. Puts together visual concepts for brands.

5. Popular vacation destination in the summer.

6. A mixture of sadness and longing.

8. Frozen dairy dessert.

9. A water sport with boards and waves.

10. Ocean's top predator.

12. Formal dress for women.

DOWN

2. Long, green vegetable often sliced for salads.

4. Daily publication.

7. Birthplace of the Tango.

11. Sweet, seedless citrus fruit.

9. Used for seasoning food while cooking.

CROSSWORD 13

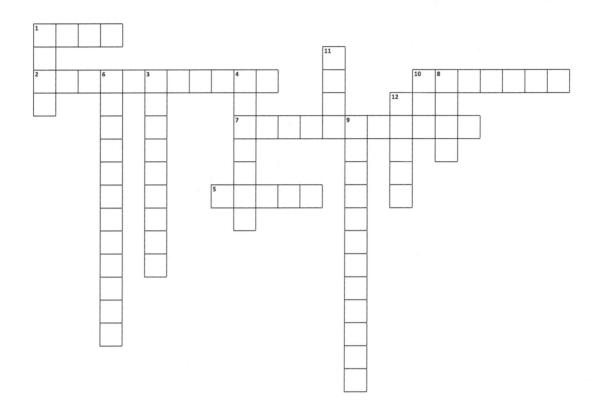

ACROSS

1. The body's largest organ.

2. Solves electrical problems and sparks solutions.

5. Purple fruit often used to make juice and wine.

7. White vegetable often used in mashed form.

10. Fine dining seafood.

DOWN

1. Mode of transportation pulled by dogs.

3. Intense feeling of disgust.

4. A sport where you shoot arrows at a target.

6. Used for cutting dough into shapes.

8. Essential for cooking and baking.

9. Seasonal event with fireworks.

11. Flightless bird from New Zealand.

12. Footwear worn for hiking.

CROSSWORD 14

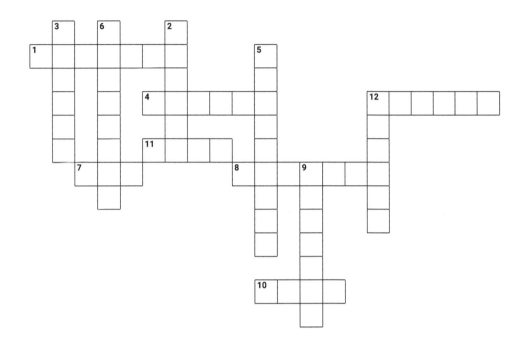

ACROSS

1. Known for its Couscous and Tagine.

4. Arctic marine mammal with tusks.

7. Small, round vegetable often found in soups.

8. Imparts knowledge to young minds.

10. Helps you breathe.

11. Outer garment worn over the shoulders.

12. Public transportation system with tracks.

DOWN

2. Common salad ingredient.

3. A combat sport in a ring with gloves.

5. Red fruit with tiny seeds on the outside.

6. Used for draining pasta or washing vegetables.

9. Act of preparing and eating food.

12. Summer wardrobe staple.

CROSSWORD 15

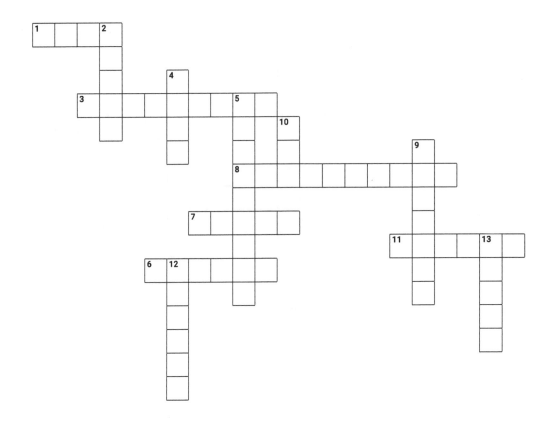

ACROSS

1. Feeling of guilt or remorse.

3. A sport involving jumps and hurdles.

6. Clothing item worn on the hands.

7. Vegetable with a bulbous white base.

8. Evening entertainment in the living room.

11. Agile tree-dwelling primate.

DOWN

2. Allows you to smile and speak.

4. Green fruit with a thin skin and crunchy flesh.

5. Used for storing leftovers in the fridge.

9. Transport method using human power and oars.

10. Indian lentil dish.

12. Advocates for clients in legal arenas.

13. Land of the Pharaohs.

CROSSWORD 1 (Solution)

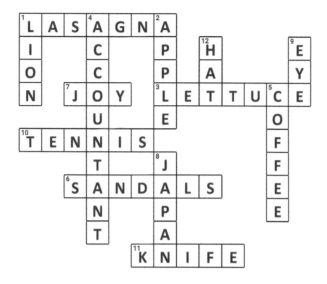

ACROSS

1. Italian layered pasta dish.

3. Green vegetable used in salads.

6. Summer footwear.

7. Feeling of happiness.

10. A game with love and deuce.

11. Used for cutting vegetables and fruits.

DOWN

1. King of the Jungle.

2. Round red fruit often associated with love.

4. Crunches numbers for a living.

5. Morning brew.

8. Land of the Rising Sun.

9. The window to the soul.

12. Head covering worn in winter.

CROSSWORD 2 (Solution)

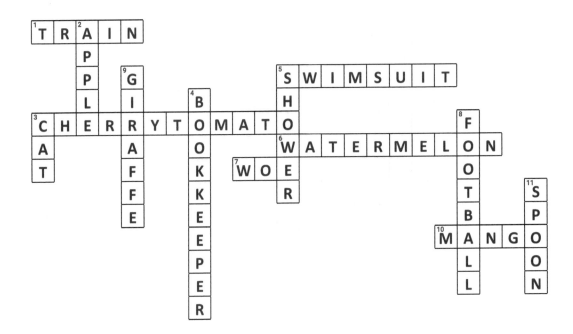

ACROSS

1. Mode of transportation on rails.

3. Small, round vegetable often found in salads.

6. Popular summer fruit.

7. Overwhelming sadness.

10. Tropical fruit with yellow skin and sweet, tangy flesh.

5. Bottoms worn for swimming.

DOWN

2. Forbidden fruit in folklore.

4. Handles financial records for a company.

5. Evening ritual for cleanliness.

3. Furry feline friend.

8. Where goals are scored with feet.

9. Long-necked African mammal.

11. Used for stirring and mixing ingredients in a bowl.

CROSSWORD 3 (Solution)

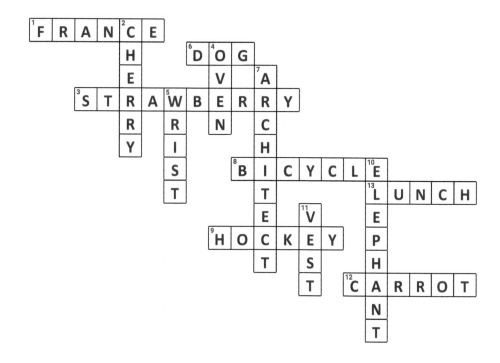

ACROSS

1. Home of the Eiffel Tower.

3. Small, juicy red fruit often used in desserts

6. Man's best friend.

8. Two-wheeled vehicle powered by pedals.

9. Played on ice with sticks and a puck.

12. Root vegetable often used in stews.

13. Meal between breakfast and dinner.

DOWN

2. Small, round fruit often on desserts.

4. Keeps food warm until served.

5. Where you might wear a wristwatch.

7. Dreams up blueprints for structures.

10. Largest land mammal.

11. Sleeveless garment worn over a shirt.

CROSSWORD 4 (Solution)

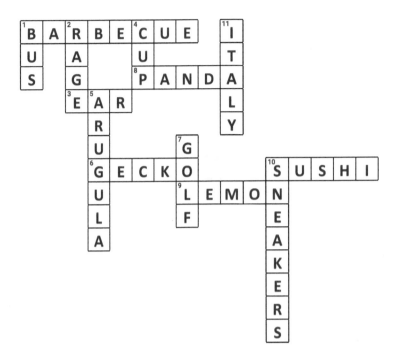

ACROSS

1. Outdoor cooking event.

3. Helps you hear and keep balance.

6. Small, scaly creature often kept in a terrarium.

8. Black and white bear from China.

9. Citrus fruit with a sour taste.

10. Japanese rice dish with raw fish.

DOWN

2. State of extreme anger.

1. Public vehicle carrying multiple passengers.

4. Used for measuring ingredients like flour or sugar.

5. Leafy green with a peppery taste.

7. The gentleman's game played with clubs and balls.

10. Footwear for sports.

11. Birthplace of Pizza.

CROSSWORD 5 (Solution)

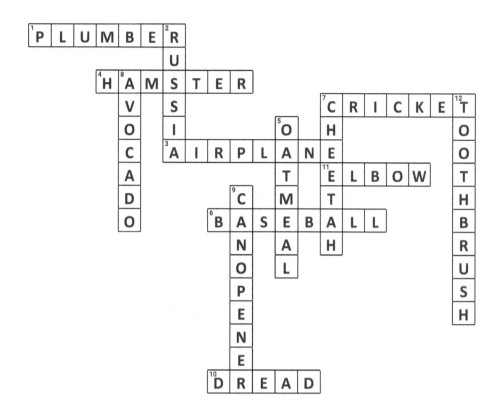

ACROSS

1. Fixes waterworks and pipe problems.

3. Vehicle for aerial travel.

4. Fluffy rodent known for spinning webs.

6. A team sport played on a diamond.

7. Summer insect known for its chirping.

10. Sense of fear or apprehension.

11. Allows you to bend and straighten your arm.

DOWN

2. Largest Country by Land Area.

5. Hot breakfast made from oats.

7. Fastest land animal.

8. Green fruit with a creamy texture and large seed in the middle.

9. Used for opening cans.

12. Essential for a clean smile.

CROSSWORD 6 (Solution)

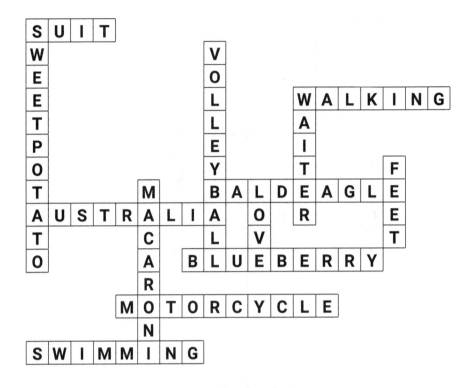

ACROSS

1. Formal attire for men.

2. Known for its Kangaroos.

5. National bird of the United States.

6. Small, purple fruit known for its antioxidants.

7. Getting from point A to point B.

8. Outdoor water activity.

11. Personal vehicle with two wheels and a motor.

DOWN

1. Orange vegetable rich in beta-carotene.

3. Tube-shaped pasta.

4. Played on a court with a net.

7. Attends to diners' needs in eateries.

9. Deep affection for someone.

10. You walk on them.

CROSSWORD 7 (Solution)

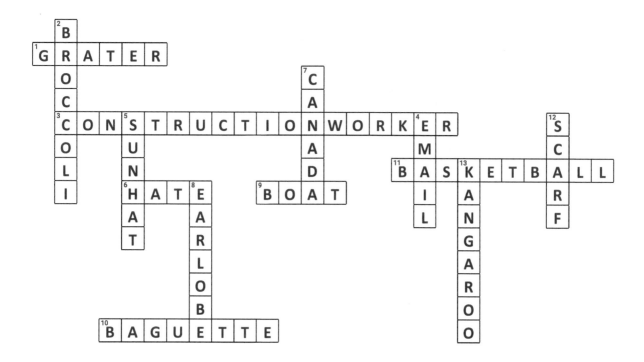

ACROSS

1. Used for grating cheese or vegetables.

3. Manages heavy lifting at construction sites.

6. Intense dislike or aversion.

9. Watercraft propelled by sails or engines.

10. Crusty French bread.

11. Fast-paced game with a hoop and a ball.

DOWN

2. Cruciferous vegetable often steamed or roasted.

4. Checking for new messages.

5. Protective summer headwear.

7. Land of the Maple Leaf.

8. Where you might get a piercing.

12. Garment worn around the neck for warmth.

13. Australia's iconic marsupial.

CROSSWORD 8 (Solution)

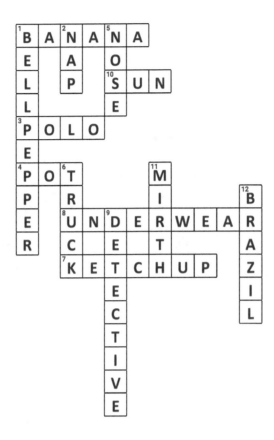

ACROSS

1. Yellow fruit with a curved shape.

3. A sport played on horseback.

4. Used for boiling water or cooking pasta.

7. Popular tomato-based condiment.

8. Tight-fitting garment worn under clothing.

10. Bright celestial body associated with summer.

DOWN

1. Sweet and crunchy vegetable often eaten raw.

2. Midday break.

5. The center of your face.

6. Large vehicle used for transporting goods.

9. Unravels mysteries and tracks down clues.

11. Feeling of amusement.

12. Where the Amazon Rainforest is found.

CROSSWORD 9 (Solution)

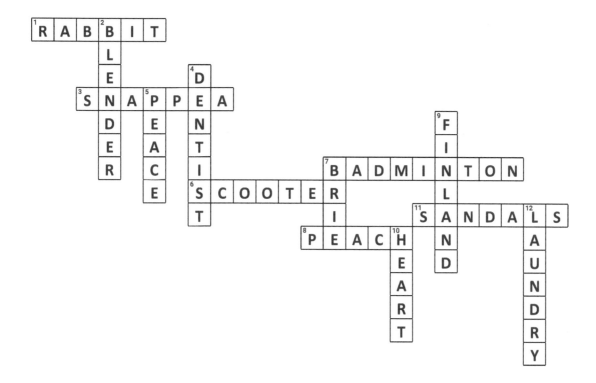

ACROSS

1. Long-eared hopping mammal.
3. Small green vegetable often used in stir-fries.
6. Personal vehicle used for short-distance travel.
8. Sweet, juicy fruit with a fuzzy skin.
7. Summer pastime involving a net and shuttlecock.
11. Casual footwear without laces.

DOWN

2. Used for blending smoothies and soups.
4. Keeps smiles bright and teeth healthy.
5. State of calmness or tranquility.
7. Creamy French cheese.
9. Country of a Thousand Lakes..
10. The body's powerhouse.
12. Folding and putting away clothes.

CROSSWORD 10 (Solution)

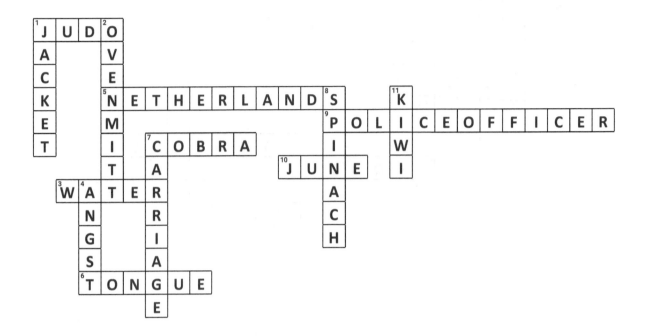

ACROSS

1. A martial art from Japan.

3. Necessary for proper hydration.

5. Famous for its Windmills and Tulips.

6. Allows you to taste your food.

7. Venomous snake with hood markings.

9. Upholds law and order in the community.

10. Summer month with the longest daylight hours.

DOWN

2. Used for baking cookies and cakes.

1. Lightweight garment worn over other clothes.

4. Sense of unease or nervousness.

7. Mode of transportation drawn by horses.

8. Leafy green vegetable often used in sandwiches.

11. Tart, green fruit often used in pies.

CROSSWORD 11 (Solution)

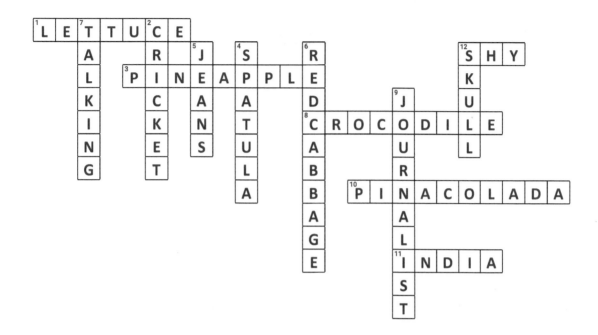

ACROSS

1. Leafy green in salads.

3. Tropical fruit with a spiky outer shell and sweet, white flesh.

8. Largest living reptile.

10. Seasonal cocktail often served with a tiny umbrella.

11. Home of the Taj Mahal.

12. Feeling of embarrassment or shame.

DOWN

2. A sport played on a green field with bats and balls.

4. Used for flipping pancakes or omelets.

5. Garment covering the lower body, often denim.

6. Purple vegetable often pickled.

7. Basic form of communication.

9. Crafts stories for the public's consumption.

12. Protects the brain.

CROSSWORD 12 (Solution)

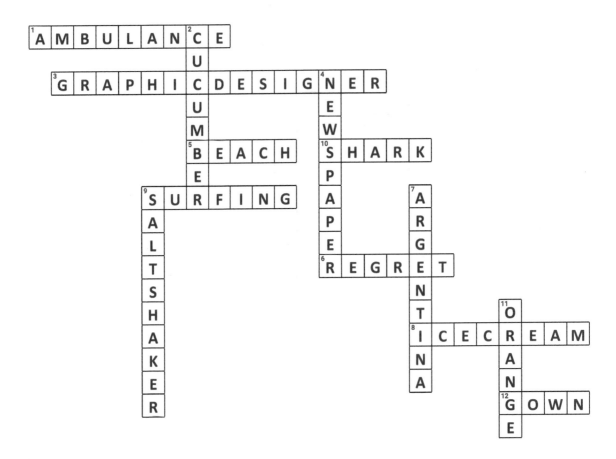

ACROSS

1. Vehicle used for emergency medical transport.

3. Puts together visual concepts for brands.

5. Popular vacation destination in the summer.

6. A mixture of sadness and longing.

8. Frozen dairy dessert.

9. A water sport with boards and waves.

10. Ocean's top predator.

12. Formal dress for women.

DOWN

2. Long, green vegetable often sliced for salads.

4. Daily publication.

7. Birthplace of the Tango.

11. Sweet, seedless citrus fruit.

9. Used for seasoning food while cooking.

CROSSWORD 13 (Solution)

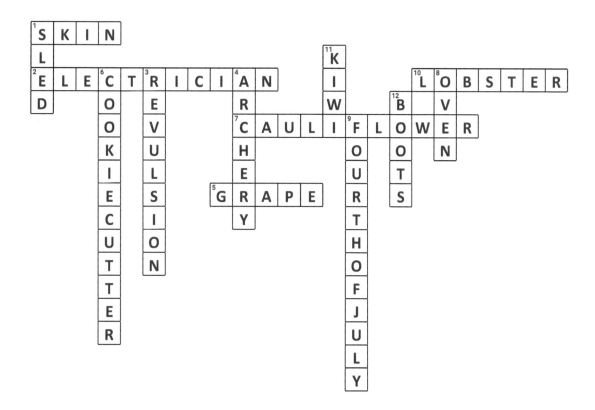

ACROSS

1. The body's largest organ.

2. Solves electrical problems and sparks solutions.

5. Purple fruit often used to make juice and wine.

7. White vegetable often used in mashed form.

10. Fine dining seafood.

DOWN

1. Mode of transportation pulled by dogs.

3. Intense feeling of disgust.

4. A sport where you shoot arrows at a target.

6. Used for cutting dough into shapes.

8. Essential for cooking and baking.

9. Seasonal event with fireworks.

11. Flightless bird from New Zealand.

12. Footwear worn for hiking.

CROSSWORD 14 (Solution)

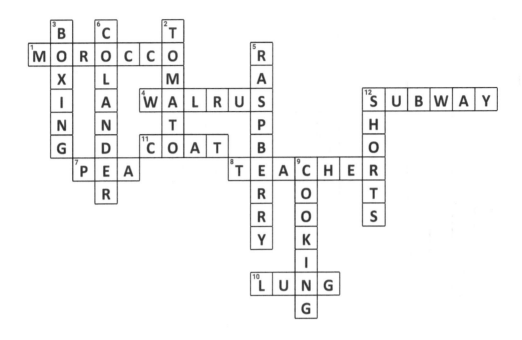

ACROSS

1. Known for its Couscous and Tagine.

4. Arctic marine mammal with tusks.

7. Small, round vegetable often found in soups.

8. Imparts knowledge to young minds.

10. Helps you breathe.

11. Outer garment worn over the shoulders.

12. Public transportation system with tracks.

DOWN

2. Common salad ingredient.

3. A combat sport in a ring with gloves.

5. Red fruit with tiny seeds on the outside.

6. Used for draining pasta or washing vegetables.

9. Act of preparing and eating food.

12. Summer wardrobe staple.

CROSSWORD 15 (Solution)

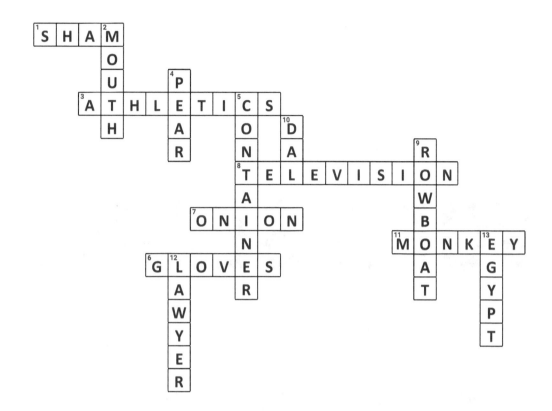

ACROSS

1. Feeling of guilt or remorse.

3. A sport involving jumps and hurdles.

6. Clothing item worn on the hands.

7. Vegetable with a bulbous white base.

8. Evening entertainment in the living room.

11. Agile tree-dwelling primate.

DOWN

2. Allows you to smile and speak.

4. Green fruit with a thin skin and crunchy flesh.

5. Used for storing leftovers in the fridge.

9. Transport method using human power and oars.

10. Indian lentil dish.

12. Advocates for clients in legal arenas.

13. Land of the Pharaohs.

WORD SEARCH

How to play:

A word search puzzle is an engaging word game comprised of letters arranged in a grid, typically rectangular or square in shape.

Your goal in this puzzle is to locate and encircle or mark all the hidden words concealed within the grid.

Words can be positioned horizontally, vertically, or diagonally within the grid.

WORD SEARCH 1

Apple
Car
Circle
Doctor
Happiness
Head
Lion
Painting
Piano
Pizza
Red
Rose
Soccer
Sunshine
United States

```
J U U A D L C Q Y O R C G C A Q N O
N P I E F I X L E L N O I K S W L C
T R R L V N J P U M M R G Y E M X E
L C K E G S M L I R C Q B M T Y C A
F E N I H S N U S L H O Y A A F J H
V D I S C C Y T E J O R O N T P I F
I X E E A P L N P L X O F B S T K L
V K M R T Y I G J P J S J W D I H V
M U N P D E Q Z N V S E C A E L W J
F D J R Y J L D Z I I T R G T H W H
K E Y O S T S P U A T G K N I D J J
Q S T P C K G X P S P N Q B N O R X
D O C T O R W N O A U H I O U C G P
M B K A M U I C U B X H Y A J C H I
K I N N W E C H I N Y V L C P D R A
U F J E O E S S E N I P P A H A T N
Q R Q S R I L O S B O N V Q S E O O
B O E D U O L A V Q X D U Q K H K X
```

WORD SEARCH 2

Ant
Carrot
Christmas
Cleaner
Knife
London
Mathematics
Mother
Oak
Rock
Shark
Shirt
Star
Sunshine
Vacuum

```
X C Q E W F H I E Q F U M K F P L H
O T K K L E R S C I T A M E H T A M
W L V C J O A A J C E Q L J G P O A
K W A X E F N M T X X D K R A H S I
F T C L Q A W D R S I M M L O V H D
H C L E A N E R O V K C C K O A M N
J V D A R T I J T N C I K R A C W H
N H B O O V U J A J O C E R K U F K
H Q O R A L X T R X R G N X R U W I
G U R V L V Y D X N R R R T C M F I
X A E Y H C H R I S T M A S P R E N
C A H D V M M N X M O V T L R F E E
R W D Q O B Q C L X L Q S N I W O P
H N P T O T C K N O S H F N C Q R I
L U H Y T J H H A G I J K C F I Q E
E E S N P L X M N R B A R L V R M T
R Y P P J J W B T S U N S H I N E H
V F U H Q V Q O H Q O A O T W U B J
```

WORD SEARCH 3

Banana
Basketball
Blue
Canada
Elephant
Gardening
Guitar
Hamburger
Neck
Rain
Sadness
Teacher
Train
Triangle
Tulip

```
I J Q W X N I A R C I G U D M V G D
X N R S R R E H C A E T T M J M C I
H P R S O T U L I P B J F W O P U J
L S W I O I B O A A N E N G I U I G
N T R I A N G L E K T S E O B W A U
B L S D W C N L A B Q B E H C R S S
W W V Y K N R G M T M U W X D T B S
J F W O L P A N Q W N V M E T G G E
T X E S C L R E N A N A N S P A R N
D Q K V Y Y A E M T X I H Y D P M D
B A C C S V F B J E N T R P E R Q A
T N M P E O W G T G J J R M E U N S
J A V K A N N Y U E P K U P L L L R
W N O O I I I V C I K I V G V H E B
C A N A D A A Q W Q T S P M V T F W
C B F D J R R S D E I A A P G U C S
V F J E T R T R R T M I R B M B O H
P R S O B R G Y R R E G R U B M A H
```

WORD SEARCH 4

Beach
Bee
Broccoli
Cat
Dolphin
English
Father
Microwave
Pants
Paris
Pine
Planet
Pop
Spoon
Thanksgiving

```
L E B E T A A H J K G S B W Q H J S
C F L P Q B I E C U I T S H X G A C
O C H I E N M W N I U Q O U D K W Q
U H E N T T K U W G B V L Q Q P S E
H L A E G G O P R C L N S P O O N A
H S E V I J T H J A Q I O G N A A N
R I X M V L X G T T G M S J S K V F
N R S V U B J Q U V A M M H J X A Y
P A I L O C C O R B I S C G B T H Q
O P O N Q J M P X C L L O J H K C G
S H W V M H R M R I O T L E P L A F
F S W D R S B O Q D N T R L N M E J
N L W O T U W W V B J K A U V A B M
D R Y N P A S C G B Q N I H P L O D
Q Q A P V R P K H K E A N G O P R N
A P O E D O V T N T X S O E W B N N
G A N Y P F M D L E G T N M E J S Q
G N I V I G S K N A H T C N Y B C A
```

35

WORD SEARCH 5

Anger
Australia
Bicycle
Clouds
Cooking
Engineer
Green
Lily
Orange
Shoulder
Spaghetti
Square
Tennis
Tiger
Violin

```
I J R S D E E I U L A H X B K L O J
A Y W W W Y G R N E E R G N I N C R
G U T O W X U N Q D R H Y L I O W R
B W S R Y E V V A O I V Y L O H N S
U L T T O Q D X E R V S O K C B M P
W J M K R Q R R Y K O I I K P U R A
G O X D M A A J E T V N Y Y X B S G
P T I O O U L E W X G A N G E R A H
V I P M Q E N I W X D R T B G Q W E
Q K X S I G I V A S E L C Y C I B T
M V O Q I D Q V D T E C N T G E C T
I Q X N I C H U S Q F G V G J N H I
X C E C B Y O K N R H N M U W X T G
O E K C T L U F S V C B T A N N B F
R L Y J C Y K T G R E G I T T A W F
W R E D L U O H S I A B E C J R Y D
E I U R G H X B K O J Y W W V Y R P
T D S I N N E T Q Q X T U Q D R H G
```

WORD SEARCH 6

Butterfly
Dress
Fish
Fork
Galaxy
Halloween
Ice cream
Jazz
Maple
Octopus
Refrigerator
Rome
Science
Sister
Tomato

```
E C N E I C S S U Y Q D Q G Y W Q B
J V R Y E U U P J X W I R O M E O V
A M U N P D W V S A C A L W J L J P
Z R Y J K N K O M L B J S C L J E T
Z X Y I X A E S P A K S I O N V X Y
U H S Q C N A E R G R S D Q T A F P
R W Q U D E J W W I O H V H M U N P
D O Q B P R C V E O F U D S W I T H
D B T H U O E R P L L W I I C G S P
E F V A F T T S E S P L I F M H W B
C W Y M R P T C S A I A A T I O O W
Y A T V I E P E O M M S M H E U V G
U W E O C O G V R I I V T A G U E T
G O C P M U R I B F S E V E B E E J
R Y D E I A U R R G L H X B R K O J
Y W W V Y R T P T F C Y P O W R S O
B P F E U P A O U Q E W C T T O O C
H N B L B M V C V U R R B Y K C H K
```

36

WORD SEARCH 7

Arm
Bus
Chef
Daisy
Fear
Flute
Giraffe
Grape
Japan
Photography
Rectangle
Sushi
Swimming
Thunderstorm
Yellow

```
D B F B Q V V U X J M Q F L L T V W
S F M J B R O Y O D Q X V M N T H H
U W Y F S D S E N A A N R S Q Y G M
X O P U X V V C K I R A V W B M N K
Y L A Q T D H H C S T Q R T Q S I L
O L S B N O N P B Y V Q H R N A M O
E E D A T J G U A T O U K R W G M N
N Y P H H I S U Y R N F T D R S I F
O A T O R O L P O D G A R A W A W X
J E M A M X X D E O F O P T C R S W
G F F A Q N O R N P F E T I F I X L
E F L N O K S W N E D U S O M W S N
E U A R Q T K E H I R D J F H P H A
E F S M O L I C H R P B L M Y P C A
F H O R Y A G S L E S U A J R T D A
U L M P P O U R K G T K Y A G H O Q
S O B I E S W N O E Y N E P W C M S
M R E C T A N G L E B F P B B O F O
```

WORD SEARCH 8

Birch
Bird
Brother
Classical
Comet
Dishwasher
Dragonfly
Easter
History
Jellyfish
Plate
Potato
Skirt
Tokyo
Vacation

```
F E F U Y F O X N A H I V I O L U M
W P T U X V B K R I U V B M L A B R
U E I A D S Q Q S P S K O R A C N N
U Q R I L U J T Y X O J T O J L Q V
N N H H U P O Y R E H T O R B A F S
D T J G P R U B P N L T S E V S B E
C I E Q Y Q C I R C H S F T B S R R
U E L I D S Q R E Q P S L H L I E O
A N L G O R T C T P C P F X V C H T
T P Y A U Q X H S C T T N N G A S A
E T F F H N F N A G I V O P O L A T
M L I T S E O B E E T C I I J S W O
O D S E J N L A I R R B T K O I H P
C D H S W X W Y I R B J A M Y D S K
J R T U Q D L K H I Y Q C R K C I P
S Y A K Q K S D R Q C C A P O G D P
I K W K P M V D U H S F V B T Y E N
U F Y E P Y L F N O G A R D N C D S
```

37

WORD SEARCH 9

Boat
Drum
Elbow
Fishing
Germany
Lawyer
Mango
Orange
Pentagon
Salad
Snow
Sunflower
Surprise
Volleyball
Zebra

```
W I G S U V L V Y D X N R R R T F I
N D F U E M O F P L X F C T K M V K
M T R N J Q E I E S W D Q B Q C S L
X L Q F N W O S A R W V T B J A L P
Q U L L H E S H T K N W B V L L J J
I O L O P M F I E H P D D A L G H D
P G A W E Z E N T S J D D N K G N S
J N B E N E J G D M D Q U B P Y O B
J A Y R T B L F E B U J I T L Q T R
X M E G A R H R S O W R K B W K S J
M V L A G A U K I I R H D J O E A E
S G L Y O H J K E G B A S H N W K I
C O O J N E L Q L I I O N B S U D O
U C V T D V X G B A Y V A G F D O A
E S I R P R U S O M O O U T E D F G
M Q R E Y W A L W D A O W O Y I M H
W G H G I I E I W G G E R M A N Y F
U V X T G N J C S T E S U C H R X R
```

WORD SEARCH 10

Bowl
Clownfish
Elm
Geography
Grandmother
Grasshopper
Hamster
Hip-hop
Jacket
Moscow
Nebula
New Years Day
Spinach
Swimming
Washing machine

```
S P Y Q C T Y C A G W O C S O M P W
B C G S P E Y H P A R G O E G F V Y
I J M H W U U T R K N R A N M U P Q
M Y A N D C S N X S O W C T S M M A
F G L C Y J Y K T A T S P Y R D V B
E R G C K H P H Q G B C G S J X F V
H A R Y K E O J C N N Y W W V Y Q B
I N A N Q R T C G A E I T M L E O M
P D S U V E S O L D N B M R C W T R
H M S L V T R M T O Y I U M L Q P J
O O H D Q S C I Q H W L P L I E G T
P T O N M M J R Q C M N Y S A W C A
G H P H Q A B C H L J X F G P Y S I
G E P B Q H U V P R M I M I B I H P
R R E S O B J F W O P U J L S S W I
O I R B O A A N E N G I W J P H M V
T F Q D N E W Y E A R S D A Y Y W C
L S W A S H I N G M A C H I N E D R
```

38

WORD SEARCH 11

Airplane
Baseball
Disgust
Dolphin
France
Hand
Hexagon
Nurse
Orchid
Pancakes
Pineapple
Purple
Saxophone
Wind
Writing

```
W O A R W A S Y H O S T X D K H V W
N Q A E Y O N O G N I T I R W N P I
L P X L K S N O K W L S B V M H R M
I O T L L F P F S W G D Q C R E N S
N M J R Q U C T Y U C A G J K U V A
M D R Y R P S C S H E X A G O N G B
Q O Q P A K L T N G C G U I D B J L
M I L U J I Y L S D N A H Q O S E K
U E P L R W R O A O I B O A L A L G
I Y I B D P O P K B J G O N P X P Y
E J V Y Y R E G L N E X Y E H O P I
G C U D C M V F D A S S I N I P A N
M O N H H E H W D D N K A M N H E P
L X I A F C T L M W K E M B T O N Y
J D L F R X S E K A C N A P L N I W
W K B K D F F R F K J S Q C N E P Y
V T Y I P A T Y K D R S J S V A U K
O O W I N D O Q C E S R U N H L A G
```

WORD SEARCH 12

Asteroid
Barbecue
Beijing
Blender Cedar
Cucumber
Electronic
Grandfather
Guinea pig
Ladybug
Pan
Physical Education
Saturn
Seahorse
Sweater
Valentines Day

```
S W E A T E R X W I A F R I G M N U
A U G G L W I X A H W A A K O I O Y
T Y V W V X P S Q N D Q G T M P I A
U Q S O B A T S P E E W U O Y T T D
R P W C N E E S C U J C P B H O A S
N F O H R A J R V P O L U U G M C E
Y C A O H F E H C U C U M B E R U N
O Y I O A D C F J H V E O Y I G D I
F D R A N P U I U T W O L P U E E T
K S F E N P Q M N Y H D U B M N L N
E X L L O U C M S O M G Y T E E A E
R B I R K M Y M R K R D T R D G C L
O B W U A J Q B U A A T L K N Y I A
G I P A E N I U G L A Q C I A D S V
H C R V W V X F I M B H J E H P Y R
S O B I F W P Q B P R I X W L N H U
H G R A N D F A T H E R H U Y E P F
B A R B E C U E O B A P C L X L Q N
```

WORD SEARCH 13

Brazil
Excitement
Finger
Golf
Hail
Helicopter
Hydrangea
Knitting
Mechanic
Octagon
Penguin
Pink
Tacos
Trumpet
Watermelon

```
T L W A T E R M E L O N Q T Y F N U
Y Y E P N C D S V L P K A W X W Y N
A E G N A R D Y H R U Y H B B J E O
F T R U M P E T B N C R Q H H R M G
I C I N A H C E M O T T A C O S L A
L F F Y E R K X I G X J S Y S R T T
D B M E K J E M K Q N Y A R R W I C
Y N V L L N O T Y D J I Y W W V Y O
Q N R G T I I M P U D F T B N B Q J
H G X S O U Z P A O R W Q T J W I O
V M U O Q D E A W V C S J H I S E P
S L I A H N Q W R Y L I D D I N N K
Y H Q M G V S N D B I I L H K R K C
Y D Y U F F M O Q M Y G C E U E L M
C Q I F S A F P V P I W H H H G C S
B N U V L T N E M E T I C X E N J W
C Y I M W O I U Q O U D K U O I B M
J Y Y P A C G G B W B B A D O F R V
```

WORD SEARCH 14

Art
Aunt
Bell pepper
Berlin
Blouse
Country
Independence Day
Meteor
Mosquito
Pot
Rabbit
Sea turtle
Spruce
Sunscreen
Toaster

```
F B N U Q J A B L A C J O Y B T N B
Y A D E C N E D N E P E D N I M L A
Q C Y S P R U C E R T H T A X H R G
R O C O K I O N I L R E B R W E A P
J U N U R E H H X I K O E J N Y B E
M N E D G S L W A P V P V D E F B G
O T C O W R S T K W P X I W E Y I G
S R E V C O E P R E D H N D R M T C
Q Y O W K X D T P U A J B M C E J H
U F L T B F G L S K T W T I S J A D
I O N T I X L V V A U A X P N T W F
T S S C N E W X T G O U E K U J A U
O F A V B U W C T T N T N S S B F L
A J Y L T C A Q P M V U F X D G E J
S S F G P F R J X G W A J N I X V V
U S L H O L A N G O Q R R O E T E M
N A O E T X V P A U Q B L O U S E X
D T T N G P B H T R A N F N G I V P
```

40

WORD SEARCH 15

Artist
Brown
Cello
Chest
Chocolate
Gorilla
India
Kiwi
Love
Motorcycle
Peony
Pottery
Rhombus
Rugby
Tornado

```
K M N O J V E A S E F P E G N L D J
W W K D O V K T J V K Y F Y B G U R
R F K A H Q I T G L I O N M S B I M
N R E N B P S I L V W A U O K H I H
J C F R E M A A H C I E A M E B Q P
H N W O R B C H Y C D K P G G P A A
N R X T M V N R A E E A L F E B L K
I T M R U S E T T E C C L N N S O E
U J R H K T C A L V A U K L I I V H
K D Y D T H L C R A I D N I I A E U
D E G O E O Y C O D S K I C M R D X
F K P S C C C C U O C N T B S S O C
U W T O R J E C Y I H S D K U P N G
T U H O C N N S W U O J R B V G P M
H C T W C C B E V L U S M I O O W X
A O V I P L E W L X D O R T B G Q W
M T S I T R A E Q J H Y K J X O W P
R F R X U Y C Y K R V H E C H Q X I
```

WORD SEARCH 16

Blues
Cairo
Caterpillar
Coffee maker
Flip flops
Lobster
Music
Onion
Shorts
Spacecraft
Spatula
St Patricks Day
Turtle
Uncle
Willow

```
A E Q N E F C I S U M U U Y I M H W
U U T V S H O R T S J N N Q Y M M T
T F A R C E C A P S O C Q M Y N D D
T J T O K R W N N H H L U Y H U F U
G P R V R A L L I P R E T A C P O S
S L U E S E R W A X W E C M M X X T
P D O F T V D T F I W O O G K F U P
A S S R U S I F L L F I X R K D L A
T N O K W L B L B F I U S M I W S T
U N U A R Q O O E K E P M X E A L R
L C K D F W S E L M N L F I S R C I
A D N A D B M H I P B O W L B G E C
S A J T D A A U M R R Q I S O L I K
L B H H K K M N J V D A R N I P J S
T I M E S X J P E L T R U T O J S D
C P R B B L U E S V J A J C E Q E A
K H P O B M U Q O T D K U O T F D Y
S T K U W B V L Q Q P R Y C H W D D
```

41

WORD SEARCH 17

Accountant
Anxiety
Back
Black
China
Clarinet
Cricket
Daffodil
Fog
Ice cream
Kangaroo
Oval
Scooter
Strawberry
Woodworking

```
A I C E C R E A M U W S G U K J A U
F A V C H U U N N G O F C G M A K A
L U C T N A T N U O C C A W U R B A
L D S I L E K U U F G L W N C K A D
I M C H W U U T W O L O E S L T V W
S F O T J B Y K A N G A R O O O Y T
P W O C S S M F S G M T K K S L N B
C U T T Q U T F P C F D L I C K R C
R F E J T E N I R A L C K A O A L B
I I R R C L I D O S S C S U V N B J
C A N D J K S T V R A E L I A O Q R
K X N L N U A K R L L E R D E R I R
E K M I Y M R P B T T F P C X V C K
T R D W H V I D A F F O D I L F T U
L V X C W C O S O N P C F I X E E L
P L H T A N X I E T Y C X Q H I S H
K W O O D W O R K I N G R P H O B B
O S Y I S T R A W B E R R Y T J V E
```

WORD SEARCH 18

Ash
Black hole
Cauliflower
Coat
Computer Science
Cousin
Cricket
Cutting board
Hanukkah
Iron
New Delhi
Picnic
Reggae
Snake
Swordfish

```
P E B R G R E G G A E O F I H R V Q
I I L F G F H A W A P T C S Q S X C
C D Y O L A P H F A A F I A N W E E
N J B C H A T N B O M F S A A C R L
I T N O O K C V C U D R K B N Y E K
C W F U J C C I K R R E C E D H W M
J Y I S R B L A O I D S I W X W O Y
N M J I N C C W L I I C Q R T P L C
O L H N Y Q S R R B S C Q S Y E F K
R H S M A N Y Y I R M F N G I V I I
I O S G P P B M E C X U S X C K L V
P T G A D R S T J T K V U P G K U K
J M X B F V U J I Q S E T P C X A V
J A I S H P J P O F H T T T T H L C R
G P F R M V H A N U K K A H I V B X
D R A O B G N I T T U C H Y K C H M
K Q C Y G K K P B Y N J A D M Q L B
Y Y X N E W D E L H I C P T W F S R
```

42

WORD SEARCH 19

Birdwatching
Carnation
Harp
Hockey
Jealousy
Koala
Peach
Programmer
Rainbow
Russia
Sandwich
Trapezoid
Truck
Waist
White

```
I K R C E J E A L O U S Y E J G V D
M W I F U K P P I O R J I L B N H H
O Q N J V D Y R I S J V J M O S X I
W O B N I A R P P E S X L I W V K B
J E G S G L I R R L W U T I T K Q O
D T E L V Q J U A S P A R R H C I X
I I L P J B G W H B N E E C E U P T
W M O S S V X Y H R U M A H O R L D
T U H Z Q S A X A I M P V C I T J Y
W C I R E C R C D A T M Y M H R O E
A R D U A P D B R H P E W V W B M E
K Y A Q T F A G I D T Q R Q S L O C
T S I A W N O R V J I Q L N I A V O
L V U L G R Q L T H N S M L F L F H
S X E R P C M Y H N H G D M K A V P
U X V C K L V W V J A O W N Q O A E
H C I W D N A S Y J H H G J C K X C
Q G Y G I G N I H C T A W D R I B K
```

WORD SEARCH 20

Beech
Beetle
Brasília
Chemistry
Constellation
Diwali
Lemonade
Lettuce
Lizard
Niece
R&B
Squid
Television
Tshirt
Whisk

```
W T B B Q S C U C M S M F O A Y N E
M & D H J T O V J O L P Y O A K W U
R N I T C S N J U O S F R E S T J T
R V W Q G H S K M L T O T A D C R X
W F A H I I T E Q Y E W S O F G Q F
D H L O H R E Y G S L S I G K Q G Q
G R I R B T L N V C E Y M I A S K D
J M A K Q Y L G E K V G E K A Q W T
I J A Z D O A S D N I D H E I U B B
U X Q T I W T F A S S T C C L I C W
Y U C Q G L I F N V I R C E Í D W S
Y A Q Q K K O X O C O I X I S D S F
B N T P J G N P M O N A S N A T X V
E C K L V W V I E Y N U L O R A E Y
E O M M L N C X L C Q E W F B H K B
C N C R J H B E L T E E B N I Y G L
H C C V Q Y K S U K S I H W N V O Q
E S T Q Y X J E C U T T E L T C E D
```

WORD SEARCH 21

Carpenter
Chicken
Contentment
Gray
Iris
Italy
Leg
Panda
Parallelogram
Pear
Sleet
Submarine
Table Tennis
Trombone
Yoga

```
D C A S O S H N N W Y V R E M I P A
R S E S U C H R X R L T F E S J A R
K M N E K C I H C A M T R A Y K R U
H D B C L S D W C N K A C S C F A J
E T X Y S V H K S I O D J J R S L V
R E M I A R S L D M R O V T L T L R
E F S X E S E C R E M I A N N N E K
V I T L Q E T R Y D Y K S O O E L T
F D R T T K N W B V L O J J J M O L
E H P L T H G O G E L G G H D T G P
E T S A R E T N E P R A C A J N R P
Y Y J E N A G L D D W X L P W E A E
K L T J V D A G A Y V F D O G T M A
S L A J P X A Y J K O B S H P N F R
I S W T R H F F E H Y V A O Y O R Y
V X T G I U J E N O B M O R T C D W
Q B V R Y E T A B L E T E N N I S U
C V S U B M A R I N E O G R A Y C N
```

WORD SEARCH 22

Biology
Canberra
Chinese New Year
Eggplant
Ferret
Firefly
Folk
Grater
Jeans
Nephew
Oven
Poplar
Sandcastle
Starfish
Supernova

```
Y I G R D P B I O L O G Y L J R P Y
G R L P C Y N O A L O S N D A E H I
H J Q T Y O U T C E F B J L Q G M F
V C W H H F O L K V X F P F V G D P
P H D H S N C H W I R O E R W P T D
W I D W I C F D I R P Y C D I L O M
B N C R F U F J F U S S R U N A Q S
T E C L R K S N C O K W L B C N S A
N S W S A N U A R A M G G T X T E N
S E C R T F J P J I N F O M X P W D
A N X E S M M X X F D B K A P W N C
Q E A W G R A T E R E Y E Q N O Y A
N W P E I F I R S N G J M R N J L S
V Y K H A R R L H R M H O T R L F T
L E F P S E G O V E N R X F V A E L
E A X E T J E A N S B O I H E N R E
L R W N D P S Q V X F P S W J G I U
D M V G D X S U P E R N O V A X F D
```

44

WORD SEARCH 23

Badminton
Cherry
Crescent
Crocodile
Electrician
Guilt
Hot air balloon
Knee
Lavender
Lightning
Mexico
Model building
Soup
Turquoise
Ukulele

```
T E R T H T N A W G E P C O K I O W
E P E I U R G A H X I K Q G V B B A
C O R U L N N W I Y U S F M E V N O
E S I O U Q R U T C Y M K P V V N T
H O C I X E M H U Y I F O N Y O A J
G U I L T V J O N W O R A R E W A X
E H O S T X J P H V Y K T N W E B V
L J J K H C U F I Q E E M C C D Y L
A P O F C O L H C J O G G U E V F G
N W I S S F O T P O L P O A S L Y X
V G N I N T H G I L C H E M I M E U
N W N O O L L A B R I A T O H G R U
F J C R O C O D I L E F Q P P O R J
T N E C S E R C U K U L E L E B F T
H A K L N G N I D L I U B L E D O M
J V K U M K F O N O T N I M D A B L
C J O Y R R E H C G F Y T H S Y G S
B T V J R E D N E V A L A A W G E P
```

WORD SEARCH 24

Chestnut
Colander
Daughter
Hedgehog
Manta ray
Mixer
Moth
Physics
Punk
Ramadan
Scarf
Spacewalk
Sunglasses
Washington, D.C.
Zucchini

```
R D Y R I F Q F H O M M O T H E K W
E . S S P A C E W A L K G K Q E O E
D C Q Y N B G D M E P P H I K J O W
N . E I J N B Y N O F I U R V L D A
A D B A C U X C K S S A U N W S F T
L , K E D A U G H T E R W R K C W S
O N Y H E D G E H O G Y Q Q K K X C
C O C I N I H C C U Z I X I X J H M
S T Y S R J S R C U A R D B I E I Q
S G R C D H T J T B A R U E S X I D
C N Y S S S R T M M J M C T E P D L
I I A N O K W L A B U S N R M S W R
S H R N U A M D L F Y U M X C E K D
Y S A L F H A T N M T J N A O Y K W
H A T A X N D F H S S X R D A O W H
P W N R B Y T J N N I F K D A D S Y
Y I A K L H T B X P C D N B E K P A
I C M V J T T S E S S A L G N U S H
```

WORD SEARCH 25

Architect
Athletics
Banjo
Blizzard
Blueberry
Chrysanthemum
Foot
Heart
Maroon
Octopus
Sewing
Shame
Skateboard
Steak
United Kingdom

```
T B O Y H Q S K A T E B O A R D W K
K Y C D E J X H A W J S A N S Q Y Q
C T T B A E A C I R Q X C X K C O L
A B O R R V G T K E C U R S A R P H
L O P W T E K K H T O H P L E X M M
C B U N H M R M I L M P I U T N N U
H H S U Y A F O X A E N A T S I O M
I J B M K H V N R S T T V T E Q B E
D B M M S Y O O O E O I L C C F H
Q R T O F C O D J C E R O C O R T T
H U A N V N Y N V R E S H F S A X N
O G Y Z T P A W B S U N H U G M T A
F N P E Z B H T Y R R E B E U L B S
O I I F O I M X K W A X E J Q X Y Y
Y W D B Q Y L I S C Y T F R N M T R
O E R X T A A B H J K G U C Y Q H H
J S S D F L Q B I C W K V U J A I C
W X U N I T E D K I N G D O M L Y E
```

WORD SEARCH 26

Blender
Eid al Fitr
Fir
Green beans
Hat
Heatwave
Kettle
Literature
Metal
Ottawa
Parrot
Praying Mantis
Satellite
Sea otter
Son

```
Y J M D T N N M O E H K O X L L T O
P L X H W V M E T I L L E T A S T H
S R M I Q Q E I I D C C P T C O P A
E S O N P B V K Q A F G D L R K V N
A S V P U D A E O L R P T R H X M P
O U K O X C W R H F E F A F E H Y R
T X B Q E W T E G I D P D A M B Q A
T I G B G O A B W T N E E J A A T Y
E O C N T T E S E R E B L R A O R I
R F Y T X U H N R E L C T I T G J N
I J A L S D E A U K B K T I W E V G
G W P N I L X E T C C W E Y R O R M
A H N O A R T B A U Q X K F B W H A
P G D T C Q S N R A X I P I I A C N
P C E X J W F E E X V K W D T R A T
J M H O Y L H E T F L T B N H M X I
U K K V G J N R I I X C E D G R U S
X N O O W Y A G L V I R N G W X I W
```

46

WORD SEARCH 27

Boxing
Eagle
Heatwave
Hiking
Jet ski
Lavender
Pasta
Plum
Poppy
Pride
Spain
Star
Toe
Writer
Xylophone

```
Y V F D O B J M K Q R Y L H M Q O D
L V G P M H X C R W G W Y R I N R H
O O W X A V I A K H N Y Q R K C P T
B G Q W Q J T S E G I D R I S Q J L
A N S P E S Y X J N K P D Y T W D P
L S Y S O W J G U I I V O X E B R F
A P T P T O Q D G X H J N Y J I H G
O Q R N A D Y Q I O J T J I D H P W
N F L Y Y M L R G B P F R E A A O R
C H E N F Q E K N L R E A H G P H I
L X U J K D L A V E N D E R G P S T
T O E C W X V N R O W F E A G L E E
S R U P R N B P H F E U P A P M T R
P L U M Y Q Q P A P O P P Y L G T Y
F I S I T D O T K K J G O W I A F I
G L V W H L S I M Y K A I Y C L P K
U U U T Y A V O L O B O H O Q S J V
K A R X P P L V Q H E A T W A V E M
```

WORD SEARCH 28

Alarm clock
Blue whale
Buenos Aires
Economics
Fireworks
Gloves
Gospel
Horse
Orbit
Oven mitt
Radish
Redwood
Stepfather
Veterans Day
Wasp

```
U A K R L E M A Y N E M F H R E S G
K H Q O A G S O M S B I S T Y T K O
S E R I A S O N E U B H W W E N V S
N Q U O F J J K M Y C F U P B E G P
V E A G H O R S E H D P F W T L U E
N E L F P E R G I G Y A G E O S S L
C G A M A K A E L B T E R V W C Y I
A L R D K I I N D H W A E E H I I T
R G M F H E X T E W N S S C L P K A
X X C I S U L R T S O C N Q U D D Y
A U L R V R E A D I I O S F E U O Y
U P O E R W O A H M M O D I I V B H
V F C W U H Y L O W R N L K H Q O A
T Y K O C A G N O O E U E W V A M C
R Y Q R T E O H C S P U A V L K N F
C F U K J C X F H J F S L R O H R K
I C M S E H D L Q I P I B B U I O U
C S B O R B I T U W R A D I S H G A
```

47

WORD SEARCH 29

Accordion
Cake
Cyan
Diamond
Ear
Empathy
Gerbera
Ice storm
Lemon
Origami
Police Officer
Rickshaw
South Africa
Wolf
Wrestling

```
F T D S F P V P I O L U O B S X B Y
A K L V W B N Y O M W N Q A E T J H
W A H S K C I R H G A J D U Y Y N B
T N C E I E Q F G U M G K C H M H D
J O O H H B U E I S Y C I T S B T V
R S J I F Y R W R G F Q A R B I L J
E P O Q D B Y C A K E P J L O Q U S
C H P U E R T F E O M M H W B W V X
I Q N R T Q O G O E N V X N W Y U C
F K A G Y H P C Q B Q S O I R A F P
F V L G A L A K C Y P M X C E M D O
O B O T Q C A F L A E W J E S F N X
E F O V G A F F R L L J X S T Y O P
C B D H C R W L W I R V H T L K M N
I D J E M O P L O X C H D O I V A M
L N X H J Q O G N W B A W R N K I O
O U I S J Q A N A Y C M A M G F D C
P N F Q I N Q J P X F J K Q W U J K
```

WORD SEARCH 30

Celery
Extraterrestrial
Fly
Foreign Language
Gecko
Labor Day
Lamp
Madrid
Measuring cup
Pufferfish
Socks
Stepsister
Sycamore
Techno
Watermelon

```
D M K P C C U O C N U W O W P R F E
F Y A Y V F E P A O R P U W W O E X
O R L D V B X M U E L U R A R M C T
H C A D R F X U X N Q Q T E X A B R
W F B M I I B R S D S E I V O C H A
R Y O N G U D F F S R G L N T M O T
C P R U M V U G Q M N D H Y Y E N E
P U D F Y Y M J E L Y C Y P G A X R
M B A V M Q Q L A P E T G E J M C R
A I Y I L O O N P T L X C G X E C E
L P G H R N G G K Q P K G N A R E S
V J N T H U R H U D O Q E J G O L T
K C N F A K N S K C O S Y L T M E R
W E I G J N Y X N O E H Q L Q A R I
S T E P S I S T E R L B Y Y F C Y A
X C U X C J S R A U W R G Q G Y F L
P U C G N I R U S A E M V R W S R N
U B S S M M A P U F F E R F I S H Y
```

WORD SEARCH 1 (Solution)

Apple
Car
Circle
Doctor
Happiness
Head
Lion
Painting
Piano
Pizza
Red
Rose
Soccer
Sunshine
United States

```
J U U A D L C Q Y O R C G C A Q N O
N P I E F I X L E L N O I K S W L C
T R R L V N J P U M M R G Y E M X E
L C K E G S M L I R C Q B M T Y C A
F E N I H S N U S L H O Y A A F J H
V D I S C C Y T E J O R O N T P I F
I X E E A P L N P L X O F B S T K L
V K M R T Y I G J P J S J W D I H V
M U N P D E Q Z N V S E C A E L W J
F D J R Y J L D Z I I T R G T H W H
K E Y O S T S P U A T G K N I D J J
Q S T P C K G X P S P N Q B N O R X
D O C T O R W N O A U H I O U C G P
M B K A M U I C U B X H Y A J C H I
K I N W E C H I N Y V L C P D R A N
U F J E O E S S E N I P P A H A T O
Q R Q S R I L O S B O N V Q S E O O
B O E D U O L A V Q X D U Q K H K X
```

WORD SEARCH 2 (Solution)

Ant
Carrot
Christmas
Cleaner
Knife
London
Mathematics
Mother
Oak
Rock
Shark
Shirt
Star
Sunshine
Vacuum

```
X C Q E W F H I E Q F U M K F P L H
O T K K L E R S C I T A M E H T A M
W L V C J O A A J C E Q L J G P O A
K W A X E F N M T X X D K R A H S I
F T C L Q A W D R S I M M L O V H D
H C L E A N E R O V K C C K O A M N
J V D A R T I J T N C I K R A C W H
N H B O O U J A J O C E R K U F K
H Q O R A L X T R X R G N X R U W I
G U R V L V Y D X N R R R T C M F I
X A E Y H C H R I S T M A S P R E N
C A H D V M M N X M O V T L R F E E
R W D Q O B Q C L X L O S N I W O P
H N P T O T C K N O S H F N C Q R I
L U H Y T J H H A G I J K C F I Q E
E E S N P L X M N R B A R L V R M T
R Y P P J J W B T S U N S H I N E H
V F U H Q V Q V Q O H Q O A O T W U B J
```

WORD SEARCH 3 (Solution)

Banana
Basketball
Blue
Canada
Elephant
Gardening
Guitar
Hamburger
Neck
Rain
Sadness
Teacher
Train
Triangle
Tulip

```
I J Q W X N I A R C I G U D M V G D
X N R S R E H C A E T T M J M C I
H P R S O T U L I P B J F W O P U J
L S W I O I B O A A N E N G I U I G
N T R I A N G L E K T S E O B W A U
B L S D W C N L A B Q B E H C R S S
W W V Y K N R G M T M U W X D T B S E
J F W O L P A N Q W N V M E T G G E N
T X E S C L R E N A N A N S P A R N D
D Q K V Y Y A E M T X I H Y D P M D A
B A C C S V F B J E N T R P E R Q A S
T N M P E O W G T G J J R M E U N S R
J A V K A N N Y U E P K U P L L L R
W N O O I I I V C I K I V G V H E B
C A N A D A A Q W Q T S P M V T F W
C B F D J R R S D E I A A P G U C S
V F J E T R T R R T M I R B M B O H
P R S O B R G Y R R E G R U B M A H
```

WORD SEARCH 4 (Solution)

Beach
Bee
Broccoli
Cat
Dolphin
English
Father
Microwave
Pants
Paris
Pine
Planet
Pop
Spoon
Thanksgiving

```
L E B E T A A H J K G S B W Q H J S
C F L P Q B I E C U I T S H X G A C
O C H I E N M W N I U Q O U D K W Q
U H E N T T K U W G B V L Q Q P S E
H L A E G G O P R C L N S P O O N A
H S E V I J T H J A Q I O G N A A N
R I X M V L X G T T G M S J S K V F
N R S V U B J Q U V A M M H J X A Y
P A I L O C C O R B I S C G B T H Q
O P O N Q J M P X C L L O J H K C G
S H W V M H R M R I O T L E P L A F
F S W D R S B O Q D N T R L N M E J
N L W O T U W W V B J K A U V A B M
D R Y N P A S C G B Q N I H P L O D
Q Q A P V R P K H K E A N G O P R N
A P O E D O V T N T X S O E V B N N
G A N Y P F M D L E G T N M E J S Q
G N I V I G S K N A H T C N Y B C A
```

50

WORD SEARCH 5 (Solution)

Anger
Australia
Bicycle
Clouds
Cooking
Engineer
Green
Lily
Orange
Shoulder
Spaghetti
Square
Tennis
Tiger
Violin

```
I J R S D E E I U L A H X B K L O J
A Y W W W Y G R N E E R G N I N C R
G U T O W X U N Q D R H Y L I O W R
B W S R Y E V V A O I V Y L O H N S
U L T T O Q D X E R V S O K C B M P
W J M K R Q R R Y K O I I K P U R A
G O X D M A A J E T V N Y Y X B S G
P T I O O U E W X G A N G E R A H
V I P M Q E N I W X D R T B G Q W E
Q K X S I G I V A S E L C Y C I B T
M V O Q I D Q V D T E C N T G E C T
I Q X N I C H U S Q F G V G J N H I
X C E C B Y O K N R H N M U W X T G
O E K C T L U F S V C B T A N N B F
R L Y J C Y K T G R E G I T T A W F
W R E D L U O H S I A B E C J R Y D
E I U R G H X B K O J Y W W V Y R P
T D S I N N E T Q Q X T U Q D R H G
```

WORD SEARCH 6 (Solution)

Butterfly
Dress
Fish
Fork
Galaxy
Halloween
Ice cream
Jazz
Maple
Octopus
Refrigerator
Rome
Science
Sister
Tomato

```
E C N E I C S S U Y Q D Q G Y W Q B
J V R Y E U U P J X W I R O M E O V
A M U N P D W V S A C A L W J L J P
Z R Y J K N K O M L B J S C L J E T
Z X Y I X A E S P A K S I O N V X Y
U H S Q C N A E R G R S D Q T A F P
R W Q U D E J W W I O H V H M U N P
D O Q B P R C V E O F U D S W I T H
D B T H U O E R P L L W I I C G S P
E F V A F T T S E S P L I F M H W B
C W Y M R P T C S A I A A T I O O W
Y A T V I E P E O M M S M H E U V G
U W E O C O G V R I I V T A G U E T
G O C P M U R I B F S E V E B E E J
R Y D E I A U R R G L H X B R K O J
Y W W V Y R T P T F C Y P O W R S O
B P F E U P A O U Q E W C T T O O C
H N B L B M V C V U R R B Y K C H K
```

51

WORD SEARCH 7 (Solution)

Arm
Bus
Chef
Daisy
Fear
Flute
Giraffe
Grape
Japan
Photography
Rectangle
Sushi
Swimming
Thunderstorm
Yellow

```
D B F B Q V V U X J M Q F L L T V W
S F M J B R O Y O D Q X V M N T H H
U W Y F S D S E N A A N R S Q Y G M
X O P U X Y V C K I R A V W B M N K
Y L A Q T D H H C S T Q R T Q S I L
O L S B N O N P B Y V Q H R N A M O
E E D A T J G U A T O U K R W G M N
N Y P H H I S U Y R N F T D R S I F
O A T O R O L P O D G A R A W A W X
J E M A M X X D E O F O P T C R S W
G F F A Q N O R N P F E T I F I X L
E F L N O K S W N E D U S O M W S N
E U A R O T K E H I R D J F H P H K
E F S M O L I C H R P B L M Y P C A
F H O R Y A G S L E S U A J R T D A
U L M P P O U R K G T K Y A G H O Q
S O B I E S W N O E Y N E P W C M S
M R E C T A N G L E B F P B B B O F O
```

WORD SEARCH 8 (Solution)

Birch
Bird
Brother
Classical
Comet
Dishwasher
Dragonfly
Easter
History
Jellyfish
Plate
Potato
Skirt
Tokyo
Vacation

```
F E F U Y F O X N A H I V I O L U M
W P T U X V B K R I U V B M L A B R
U E I A D S Q O S P S K O R A C N N
U Q R I L U J T Y X O J T O J L Q V
N N H H U P O Y R E H T O R B A F S
D T J G P R U B P N L T S E V S B E
C I E Q Y Q C I R C H S F T B S R R
U E L I D S Q R E Q P S L H L I E O
A N L G O R T C T P C P F X V C H T
T P Y A U Q X H S C T T N N G A S A
E T F F H N F N A G I V O P O L A T
M L I T S E O B E E T C I I J S W O
O D S E J N L A I R R B T K O I H P
C D H S W X W Y I R B J A M Y D S K
J R T U Q D L K H I Y Q C R K C I P
S Y A K Q K S D R Q C C A P O G D P
I K W K P M V D U H S F V B T Y E N
U F Y E P Y L F N O G A R D N C D S
```

WORD SEARCH 9 (Solution)

Boat
Drum
Elbow
Fishing
Germany
Lawyer
Mango
Orange
Pentagon
Salad
Snow
Sunflower
Surprise
Volleyball
Zebra

```
W I G S U V L V Y D X N R R R T F I
N D F U E M O F P L X F C T K M V K
M T R N J Q E I E S W D Q B Q C S L
X L Q F N W O S A R W V T B J A L P
Q U L L H E S H T K N W B V L L J J
I O L O P M F I E H P D D A G H D
P G A W E Z E N T S J D D N K G N S
J N B E N E J G D M D Q U B P Y O B
J A Y R T B L F E B U J I T L Q T R
X M E G A R H R S O W R K B W K S J
M V L A G A U K I I R H D J O E A E
S G L Y O H J K E G B A S H N W K I
C O O J N E L Q L I I O N B S U D O
U C V T D V X G B A Y V A G F D O A
E S I R P R U S O M O O U T E D F G
M Q R E Y W A L W D A O W O Y I M H
W G H G I I E I W G G E R M A N Y F
U V X T G N J C S T E S U C H R X R
```

WORD SEARCH 10 (Solution)

Bowl
Clownfish
Elm
Geography
Grandmother
Grasshopper
Hamster
Hip-hop
Jacket
Moscow
Nebula
New Years Day
Spinach
Swimming
Washing machine

```
S P Y Q C T Y C A G W O C S O M P W
B C G S P E Y H P A R G O E G F V Y
I J M H W U U T R K N R A N M U P Q
M Y A N D C S N X S O W C T S M M A
F G L C Y J Y K T A T S P Y R D V B
E R G C K H P H Q G B C G S J X F V
H A R Y K E O J C N N Y W W V Y Q B
I N A N Q R T C G A E I T M L E O M
P D S U V E S O L D N B M R C W T R
H M S L V T R M T O Y I U M L Q P J
O O H D Q S C I Q H W L P L I E G T
P T O N M M J R Q C M N Y S A W C A
G H P H Q A B C H L J X F G P Y S I
G E P B Q H U V P R M I M I B I H P
R R E S O B J F W O P U J L S S W I
O I R B O A A N E N G I W J P H M V
T F Q D N E W Y E A R S D A Y Y W C
L S W A S H I N G M A C H I N E D R
```

53

WORD SEARCH 11 (Solution)

Airplane
Baseball
Disgust
Dolphin
France
Hand
Hexagon
Nurse
Orchid
Pancakes
Pineapple
Purple
Saxophone
Wind
Writing

```
W O A R W A S Y H O S T X D K H V W
N Q A E Y O N O G N I T I R W N P I
L P X L K S N O K W L S B V M H R M
I O T L L F P F S W G D Q C R E N S
N M J R Q U C T Y U C A G J K U V A
M D R Y R P S C S H E X A G O N G B
Q O O P A K L T N G C G U I D B J L
M I L U J I Y L S D N A H Q O S E K
U E P L R W R O A O I B O A L A L G
I Y I B D P O P K B J G O N P X P I
E J V Y Y R E G L N E X Y E H O P N
G C U D C M V F D A S S I N I P A N
M O N H H E H W D D N K A M N H E P
L X I A F C T L M W K E M B T O N Y
J D L F R X S E K A C N A P L N I W
W K B K D F F R F K J S Q C N E P Y
V T Y I P A T Y K D R S J S V A U K
O O W I N D O Q C E S R U N H L A G
```

WORD SEARCH 12 (Solution)

Asteroid
Barbecue
Beijing
Blender Cedar
Cucumber
Electronic
Grandfather
Guinea pig
Ladybug
Pan
Physical Education
Saturn
Seahorse
Sweater
Valentines Day

```
S W E A T E R X W I A F R I G M N U
A U G G L W I X A H W A A K O I O Y
T Y V W V X P S Q N D Q G T M P I A D
U Q S O B A T S P E E W U O Y T I T A
R P W C N E E S C U J C P B H O A S E
N F O H R A J R V P O L U U G M C U N
Y C A O H F E H C U C U M B E R D I
O Y I O A D C F J H V E O Y I G D E T
F D R A N P U I U T W O L P U E L N
K S F E N P Q M N Y H D U B M N A E
E X L L O U C M S O M G Y T E E A L
R B I R K M Y M R K R D T R D G C L
O B W U A J Q B U A A T L K N Y I A
G I P A E N I U G L A Q C I A D S V
H C R V W V X F I M B H J E H P Y R
S O B I F W P Q B P R I X W L N H U
H G R A N D F A T H E R H U Y E P F
B A R B E C U E O B A P C L X L Q N
```

WORD SEARCH 13 (Solution)

Brazil
Excitement
Finger
Golf
Hail
Helicopter
Hydrangea
Knitting
Mechanic
Octagon
Penguin
Pink
Tacos
Trumpet
Watermelon

```
T L W A T E R M E L O N Q T Y F N U
Y Y E P N C D S V L P K A W X W Y N
A E G N A R D Y H R U Y H B B J E O
F T R U M P E T B N C R Q H H R M G
I C I N A H C E M O T T A C O S L A
L F F Y E R K X I G X J S Y S R T T
D B M E K J E M K Q N Y A R R W I C
Y N V L N O T Y D J I Y W W V Y O
Q N R G T I M P U D F T B N B Q J
H G X S O U Z P A O R W Q T J W I O
V M U O Q D E A W V C S J H I S E P
S L I A H N Q W R Y L I D D I N N K
Y H Q M G V S N D B I I L H K R K C
Y D Y U F F M O Q M Y G C E U E L M
C Q I F S A F P V P I W H H H G C S
B N U V L T N E M E T I C X E N J W
C Y I M W O I U Q O U D K U O I B M
J Y Y P A C G G B W B B A D O F R V
```

WORD SEARCH 14 (Solution)

Art
Aunt
Bell pepper
Berlin
Blouse
Country
Independence Day
Meteor
Mosquito
Pot
Rabbit
Sea turtle
Spruce
Sunscreen
Toaster

```
F B N U Q J A B L A C J O Y B T N B
Y A D E C N E D N E P E D N I M L A
Q C Y S P R U C E R T H T A X H R G
R O C O K I O N I L R E B R W E A G
J U N U R E H H X I K Q E J N Y B E
M N E D G S L W A P V P V D E F B G
O T C O W R S T K W P X I W E Y B G
S R E V C O E P R E D H N D R M I C
Q Y O W K X D T P U A J B M C E J H
U F L T B F G L S K T W T I S J A D
I O N T I X L V V A U A X P N T W F
T S S C N E W X T G O U E K U J A U
O F A V B U W C T T N T N S S B F L
A J Y L T C A Q P M V U F X D G E J
S S F G P F R J X G W A J N I X V V
U S L H O L A N G O Q R R O E T E M
N A O E T X V P A U Q B L O U S E X
D T T N G P B H T R A N F N G I V P
```

WORD SEARCH 15 (Solution)

Artist
Brown
Cello
Chest
Chocolate
Gorilla
India
Kiwi
Love
Motorcycle
Peony
Pottery
Rhombus
Rugby
Tornado

```
K M N O J V E A S E F P E G N L D J
W W K D O V K T J V K Y F Y B G U R
R F K A H Q I T G L I O N M S B I M
N R E N B P S I L V W A U O K H I H
J C F R E M A A H C I E A M E B Q P
H N W O R B C H Y C D K P G G P A A
N R X T M V N R A E E A L F E B L K
I T M R U S E T T E C C L N N S O E
U J R H K T C A L V A U K L I I V H
K D Y D T H L C R A I D N I I A E U
D E G O E O Y C O D S K I C M R D X
F K P S C C C U O C N T B S S O C
U W T O R J E C Y I H S D K U P N G
T U H O C N N S W U O J R B V M O M
H C T W C C B E V L U S M I O O W X
A O V I P L E W L X D O R T B G Q W
M T S I T R A E Q J H Y K J X O W P
R F R X U Y C Y K R V H E C H Q X I
```

WORD SEARCH 16 (Solution)

Blues
Cairo
Caterpillar
Coffee maker
Flip flops
Lobster
Music
Onion
Shorts
Spacecraft
Spatula
St Patricks Day
Turtle
Uncle
Willow

```
A E Q N E F C I S U M U U Y I M H W
U U T V S H O R T S J N N Q Y M M T
T F A R C E C A P S O C Q M Y N D D
T J T O K R W N N H H L U Y H U F U
G P R V R A L L I P R E T A C P O S
S L U E S E R W A X W E C M M X X T
P D O F T V D T F I W O O G K F U P
A S S R U S I F L L F I X R K D L A
T N O K W L B L B F I U S M I W S T
U N U A R Q O O E K E P M X E A L R
L C K D F W S E L M N L F I S R C I
A D N A D B M H I P B O W L B G E C
S A J T D A A U M R R Q I S O L I K
L B H H K K M N J V D A R N I P J S
T I M E S X J P E L T R U T O J S D
C P R B B L U E S V J A J C E Q E A
K H P O B M U Q O T D K U O T F D Y
S T K U W B V L Q Q P R Y C H W D D
```

WORD SEARCH 17 (Solution)

Accountant
Anxiety
Back
Black
China
Clarinet
Cricket
Daffodil
Fog
Ice cream
Kangaroo
Oval
Scooter
Strawberry
Woodworking

```
A I C E C R E A M U W S G U K J A U
F A V C H U U N N G O F C G M A K A
L U C T N A T N U O C C A W U R B A
L D S I L E K U U F G L W N C K A D
I M C H W U U T W O L O E S L T V W
S F O T J B Y K A N G A R O O O Y T
P W O C S S M F S G M T K K S L N B
C U T T Q U T F P C F D L I C K R C
R F E J T E N I R A L C K A O A L B
I I R R C L I D O S S C S U V N B J
C A N D J K S T V R A E L I A O Q R
K X N L N U A K R L L E R D E R I R
E K M I Y M R P B T T F P C X V C K
T R D W H V I D A F F O D I L F T U
L V X C W C O S O N P C F I X E E L
P L H T A N X I E T Y C X Q H I S H
K W O O D W O R K I N G R P H O B B
O S Y I S T R A W B E R R Y T J V E
```

WORD SEARCH 18 (Solution)

Ash
Black hole
Cauliflower
Coat
Computer Science
Cousin
Cricket
Cutting board
Hanukkah
Iron
New Delhi
Picnic
Reggae
Snake
Swordfish

```
P E B R G R E G G A E O F I H R V Q
I I L F G F H A W A P T C S Q S X C
I C D Y O L A P H F A A F I A N W E
N J B C H A T N B O M F S A A C R L
I T N O O K C V C U D R K B N Y E K
C W F U J C C I K R R E C E D H W M
J Y I S R B L A O I D S I W X W O Y
N M J I N C C W L I I C Q R T P L C
O L H N Y Q S R R B S C Q S Y E F K
R H S M A N Y Y I R M F N G I V I I
I O S G P P B M E C X U S X C K L V
P T G A D R S T J T K V U P G K U K
J M X B F V U J I Q S E T P C X A V
J A I S H P J P O F H T T H L C R
G P F R M V H A N U K K A H I V B X
D R A O B G N I T T U C H Y K C H M
K Q C Y G K K P B Y N J A D M Q L B
Y Y X N E W D E L H I C P T W F S R
```

57

WORD SEARCH 19 (Solution)

Birdwatching
Carnation
Harp
Hockey
Jealousy
Koala
Peach
Programmer
Rainbow
Russia
Sandwich
Trapezoid
Truck
Waist
White

```
I K R C E J E A L O U S Y E J G V D
M W I F U K P P I O R J I L B N H H
O Q N J V D Y R I S J V J M O S X I
W O B N I A R P P E S X L I W V K B
J E G S G L I R R L W U T I T K Q O
D T E L V Q J U A S P A R R H C I X
I I L P J B G W H B N E E C E U P T
W M O S S V X Y H R U M A H O R L D
T U H Z Q S A X A I M P V C I T J D
W C I R E C R C D A T M Y M H R O E
A R D U A P D B R H P E W V W B M K
K Y A Q T F A G I D T Q R Q S L O C
T S I A W N O R V J I Q L N I A V O
L V U L G R Q L T H N S M L F L F H
S X E R P C M Y H N H G D M K A V P
U X V C K L V W V J A O W N Q O A E
H C I W D N A S Y J H H G J C K X C
Q G Y G I G N I H C T A W D R I B K
```

WORD SEARCH 20 (Solution)

Beech
Beetle
Brasília
Chemistry
Constellation
Diwali
Lemonade
Lettuce
Lizard
Niece
R&B
Squid
Television
Tshirt
Whisk

```
W T B B Q S C U C M S M F O A Y N E
M & D H J T O V J O L P Y O A K W U
R N I T C S N J U O S F R E S T J T
R V W Q G H S K M L T O T A D C R X
W F A H I I T E Q Y E W S I O F G Q F
D H L O H R E Y G S L S I G K Q G Q
G R I R B T L N V C E Y M I A S K D
J M A K Q Y L G E K V G E K A Q W T
I J A Z D O A S E D N I D H E I U B B
U X Q T I W T F A S S I T C C L I C W
Y U C Q G L I F N V I R C E E Í D W S
Y A Q Q K K O X O C O I X I S D S F
B N T P J G N P M O N A S N A T X V
E C K L V W V I E Y N U L O R A E Y
E O M M L N C X L C Q E W F B H K B
C N C R J H B E L T E E B N I Y G L
H C C V Q Y K S U K S I H W N V O Q
E S T Q Y X J E C U T T E L T C E D
```

58

WORD SEARCH 21 (Solution)

Carpenter
Chicken
Contentment
Gray
Iris
Italy
Leg
Panda
Parallelogram
Pear
Sleet
Submarine
Table Tennis
Trombone
Yoga

```
D C A S O S H N N W Y V R E M I P A
R S E S U C H R X R L T F E S J A R
K M N E K C I H C A M T R A Y K R U
H D B C L S D W C N K A C S C F A J
E T X Y S V H K S I O D J J R S L V
R E M I A R S L D M R O V T L T R K
E F S X E S E C R E M I A N N N E T
V I T L O E T R Y D Y K S O O E L P
F D R T K N W B V L O J J M O G P
E H P L T H G O G E L G G H D T N P
E T S A R E T N E P R A C A J N R P
Y Y J E N A G L D D W X L P W E A E
K L T J V D A G A Y V F D O G T M A
S L A J P X A Y J K O B S H P N F R
I S W T R H F F E H Y V A O Y O R Y
V X T G I U J E N O B M O R T C D W
Q B V R Y E T A B L E T E N N I S U
C V S U B M A R I N E O G R A Y C N
```

WORD SEARCH 22 (Solution)

Biology
Canberra
Chinese New Year
Eggplant
Ferret
Firefly
Folk
Grater
Jeans
Nephew
Oven
Poplar
Sandcastle
Starfish
Supernova

```
Y I G R D P B I O L O G Y L J R P Y
G R L P C Y N O A L O S N D A E H I
H J Q T Y O U T C E F B J L Q G M F
V C W H H F O L K V X F P F V G D P
P H D H S N C H W I R O E R W P T D
W I D W I C F D I R P Y C D I L O M
B N C R F U F J F U S S R U N A Q S
T E C L R K S N C O K W L B C N S A
N S W S A N U A R A M G G T X T E N
S E C R T F J P J I N F O M X P W D
A N X E S M M X X F D B K A P W N C
Q E A W G R A T E R E Y E Q N O Y A
N W P E I F I R S N G J M R N J L S
V Y K H A R R L H R M H O T R L F T
L E F P S E G O V E N R X F V A E L
E A X E T J E A N S B O I H E N R E
L R W N D P S Q V X F P S W J G I U
D M V G D X S U P E R N O V A X F D
```

59

WORD SEARCH 23 (Solution)

Badminton
Cherry
Crescent
Crocodile
Electrician
Guilt
Hot air balloon
Knee
Lavender
Lightning
Mexico
Model building
Soup
Turquoise
Ukulele

```
T E R T H T N A W G E P C O K I O W
E P E I U R G A H X I K Q G V B B A
C O R U L N N W I Y U S F M E V N O
E S I O U Q R U T C Y M K P V V N T
H O C I X E M H U Y I F O N Y O A J
G U I L T V J O N W O R A R E W A X
E H O S T X J P H V Y K T N W E B V
L J J K H C U F I Q E E M C C D Y L
A P O F C O L H C J O G G U E V F G
N W I S S F O T P O L P O A S L Y X
V G N I N T H G I L C H E M I M E U
N W N O O L L A B R I A T O H G R U
F J C R O C O D I L E F Q P P O R J
T N E C S E R C U K U L E L E B F T
H A K L N G N I D L I U B L E D O M
J V K U M K F O N O T N I M D A B L
C J O Y R R E H C G F Y T H S Y G S
B T V J R E D N E V A L A A W G E P
```

WORD SEARCH 24 (Solution)

Chestnut
Colander
Daughter
Hedgehog
Manta ray
Mixer
Moth
Physics
Punk
Ramadan
Scarf
Spacewalk
Sunglasses
Washington, D.C.
Zucchini

```
R D Y R I F Q F H O M M O T H E K W
E . S S P A C E W A L K G K Q E O E
D C Q Y N B G D M E P P H I K J O W
N . E I J N B Y N O F I U R V L D A
A D B A C U X C K S S A U N W S F T
L , K E D A U G H T E R W R K C W S
O N Y H E D G E H O G Y Q Q K K X C
C O C I N I H C C U Z I X I X J H M
S T Y S R J S R C U A R D B I E I Q
S G R C D H T J T B A R U E S X I D
C N Y S S S R T M M J M C T E P D L
I I A N O K W L A B U S N R M S W R
S H R N U A M D L F Y U M X C E K D
Y S A L F H A T N M T J N A O Y K W
H A T A X N D F H S S X R D A O W H
P W N R B Y T J N N I F K D A D S Y
Y I A K L H T B X P C D N B E K P A
I C M V J T T S E S S A L G N U S H
```

WORD SEARCH 25 (Solution)

Architect
Athletics
Banjo
Blizzard
Blueberry
Chrysanthemum
Foot
Heart
Maroon
Octopus
Sewing
Shame
Skateboard
Steak
United Kingdom

```
T B O Y H Q S K A T E B O A R D W K
K Y C D E J X H A W J S A N S Q Y Q
C T T B A E A C I R Q X C X K C O L
A B O R R V G T K E C U R S A R P H
L O P W T E K K H T O H P L E X M M
C B U N H M R M I L M P I U T N N U
H H S U Y A F O X A E N A T S I O M
I J B M K H V N R S T T V T E Q B E
D B M M M S Y O O O E O I L C C F H
Q R T O F C O D J C E R O C O R T T
H U A N V N Y N V R E S H F S A X N
O G Y Z T P A W B S U N H U G M T A
F N P E Z B H T Y R R E B E U L B S
O I I F O I M X K W A X E J Q X Y R
Y W D B Q Y L I S C Y T F R N M T R
O E R X T A A B H J K G U C Y Q H H
J S S D F L Q B I C W K V U J A I C
W X U N I T E D K I N G D O M L Y E
```

WORD SEARCH 26 (Solution)

Blender
Eid al Fitr
Fir
Green beans
Hat
Heatwave
Kettle
Literature
Metal
Ottawa
Parrot
Praying Mantis
Satellite
Sea otter
Son

```
Y J M D T N N M O E H K O X L L T O
P L X H W V M E T I L L E T A S T H
S R M I Q Q E I I D C C P T C O P A
E S O N P B E V K Q A F G D L R K N
A S V P U D A E O L F R P T R H X M
O U K O X C W R H F E F A F E H Y P
T X B Q E W T E G I D P D A M B Q R
T I G B G O A B W T N E E J A A T A
E O C N T T E S E R E B L R A O R Y
R F Y T X U H N R E L C T I T G J I
I J A L S D E A U K B K T I W E V N
G W P N I L X E T C C W E Y R O R G
A H N O A R T B A U Q X K F B W H M
P G D T C Q S N R A X I P I I A C A
P C E X J W F E E X V K W D T R A N
J M H O Y L H E T F L T B N H M X T
U K K V G J N R I I X C E D G R U I
X N O O W Y A G L V I R N G W X I W
```

WORD SEARCH 27 (Solution)

Boxing
Eagle
Heatwave
Hiking
Jet ski
Lavender
Pasta
Plum
Poppy
Pride
Spain
Star
Toe
Writer
Xylophone

```
Y V F D O B J M K Q R Y L H M Q O D
L V G P M H X C R W G W Y R I N R H
O O W X A V I A K H N Y Q R K C P T
B G Q W Q J T S E G I D R I S Q J L
A N S P E S Y X J N K P D Y T W D P
L S Y S O W J G U I I V O X E B R F
A P T P T O Q D G X H J N Y J I H G
O Q R N A D Y Q I O J T J I D H P W
N F L Y Y M L R G B P F R E A A O R
C H E N F Q E K N L R E A H G P H I
L X U J K D L A V E N D E R G P S T
T O E C W X V N R O W F E A G L E E
S R U P R N B P H F E U P A P M T R
P L U M Y Q Q P A P O P P Y L G T Y
F I S I T D O T K K J G O W I A F I
G L V W H L S I M Y K A I Y C L P K
U U U T Y A V O L O B O H O Q S J V
K A R X P P L V Q H E A T W A V E M
```

WORD SEARCH 28 (Solution)

Alarm clock
Blue whale
Buenos Aires
Economics
Fireworks
Gloves
Gospel
Horse
Orbit
Oven mitt
Radish
Redwood
Stepfather
Veterans Day
Wasp

```
U A K R L E M A Y N E M F H R E S G
K H Q O A G S O M S B I S T Y T K O
S E R I A S O N E U B H W W E N V S
N Q U O F J J K M Y C F U P B E G P
V E A G H O R S E H D P F W T L U E
N E L F P E R G I G Y A G E O S S L
C G A M A K A E L B T E R V W C Y I
A L R D K I I N D H W A E E H I I T
R G M F H E X T E W N S S C L P K A
X X C I S U L R T S O C N Q U D Q R
A U L R V R E A D I X O S F E U O Y
U P O E R W O A H M M O D I I V B H
V F C W U H Y L O W R N L K H Q O A
T Y K O C A G N O O E U E W V A M C
R Y Q R T E O H C S P U A V L K N F
C F U K J C X F H J F S L R O H R K
I C M S E H D L Q I P I B B U I O U
C S B O R B I T U W R A D I S H G A
```

62

WORD SEARCH 29 (Solution)

Accordion
Cake
Cyan
Diamond
Ear
Empathy
Gerbera
Ice storm
Lemon
Origami
Police Officer
Rickshaw
South Africa
Wolf
Wrestling

```
F T D S F P V P I O L U O B S X B Y
A K L V W B N Y O M W N Q A E T J H
W A H S K C I R H G A J D U Y Y N B
T N C E I E Q F G U M G K C H M H D
J O O H H B U E I S Y C I T S B T V
R S J I F Y R W R G F O A R B I L J
E P O Q D B Y C A K E P J L O Q U S
C H P U E R T F E O M M H W B W V X
I Q N R T O O G O E N V X N W Y U C
F K A G Y H P C Q B Q S O I R A F P
F V L G A L A K C Y P M X C E M D O
O B O T Q C A F L A E W J E S F Y X
E F O V G A F F R L L J X S T N O P
C B D H C R W L W I R V H T L K M N
I D J E M O P L O X C H D O I V A M
L N X H J Q O G N W B A W R N K I O
O U I S J Q A N A Y C M A M G F D C
P N F Q I N Q J P X F J K Q W U J K
```

WORD SEARCH 30 (Solution)

Celery
Extraterrestrial
Fly
Foreign Language
Gecko
Labor Day
Lamp
Madrid
Measuring cup
Pufferfish
Socks
Stepsister
Sycamore
Techno
Watermelon

```
D M K P C C U O C N U W O W P R F E
F Y A Y V F E P A O R P U W W O E X
O R L D V B X M U E L U R A R M C T
H C A D R F X U X N Q Q T E X A B R
W F B M I I B R S D S E I V O C H A
R Y O N G U D F F S R G L N T M O T
C P R U M V U G Q M N D H Y Y E N E
P U D F Y Y M J E L Y C Y P G A X R
M B A V M Q Q L A P E T G E J M C R
A I Y I L O O N P T L X C G X E C E
L P G H R N G G K Q P K G N A E E S
V J N T H U R H U D O Q E J G O R T
K C N F A K N S K C O S Y L T M E R
W E I G J N Y X N O E H Q L Q A R I
S T E P S I S T E R L B Y Y F C Y A
X C U X C J S R A U W R G Q G Y F L
P U C G N I R U S A E M V R W S R N
U B S S M M A P U F F E R F I S H Y
```

63

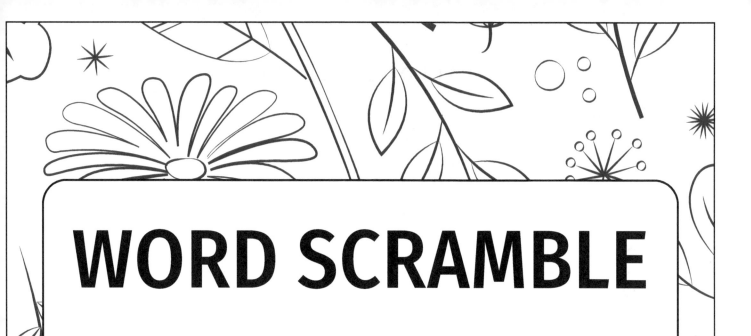

WORD SCRAMBLE

How to play:

Word scramble is a fun and challenging word game where you unscramble jumbled letters to form real words.

Look carefully at the collection of letters provided, which are scrambled to form jumbled words.

Use your vocabulary and try different combinations to rearrange the letters and form valid words.

Pay attention to any themes suggested by the title or context of the word scramble. Themes may provide hints or clues about the words you're trying to unscramble.

WORD SCRAMBLE 1

PLHTANEE	
ABANNA	
ERD	
AZLRBI	
OCESCR	
TORARC	
OCTORD	
MAR	
ARC	
RMUYRCE	

WORD SCRAMBLE 2

AGIFREF	
AEPPL	
BULE	
AANCAD	
SEABTLKLBA	
OTAMTO	
RTAEECH	
EGL	
BSU	
ENUSV	

WORD SCRAMBLE 3

IGERT	
AENROG	
GEREN	
NAPJA	
IETNNS	
TOOATP	
NEIGNEER	
ADEH	
TRIAN	
ARTHE	

WORD SCRAMBLE 4

NEIPNGU	
SBERRAWYRT	
WLYELO	
TAIUALASR	
IIMSNWMG	
CCMBUURE	
ASTTIR	
DNHA	
YBLICEC	
RMAS	

WORD SCRAMBLE 5

ODPLNHI	
LNEAEPIPP	
PUELRP	
IINAD	
LBAEALSB	
OCBROICL	
CFHE	
TFOO	
ATBO	
RPTJIUE	

WORD SCRAMBLE 6

AOAKL	
ROAETENWML	
EOANGR	
ARCFNE	
LLOVYALEBL	
PCHISNA	
TPOLI	
YEE	
PELNA	
RSNATU	

WORD SCRAMBLE 7

PEMHIZNACE	
IWKI	
PNIK	
AYITL	
FOGL	
EUTCETL	
LEWYRA	
RAE	
IOTRPEHECL	
UANRSU	

WORD SCRAMBLE 8

CAETEHH	
GAREP	
WOBNR	
GPEYT	
GYBRU	
NOION	
NURES	
NOES	
RCOOTLEYCM	
NUEEPNT	

WORD SCRAMBLE 9

SNOERCIROH	
MGOAN	
CBLAK	
AISUSR	
HOKYCE	
AEP	
ITETACHRC	
THOUM	
UCTKR	
LUPOT	

WORD SCRAMBLE 10

AONGKARO	
ECAPH	
WEHTI	
XEOCMI	
INLGCCY	
LGAETGPN	
INCIUSAM	
BCAK	
UBYAWS	
SEERC	

WORD SCRAMBLE 1 (Solution)

PLHTANEE	Elephant
ABANNA	Banana
ERD	Red
AZLRBI	Brazil
OCESCR	Soccer
TORARC	Carrot
OCTORD	Doctor
MAR	Arm
ARC	Car
RMUYRCE	Mercury

WORD SCRAMBLE 2 (Solution)

AGIFREF	Giraffe
AEPPL	Apple
BULE	Blue
AANCAD	Canada
SEABTLKLBA	Basketball
OTAMTO	Tomato
RTAEECH	Teacher
EGL	Leg
BSU	Bus
ENUSV	Venus

WORD SCRAMBLE 3 (Solution)

IGERT	Tiger
AENROG	Orange
GEREN	Green
NAPJA	Japan
IETNNS	Tennis
TOOATP	Potato
NEIGNEER	Engineer
ADEH	Head
TRIAN	Train
ARTHE	Earth

WORD SCRAMBLE 4 (Solution)

NEIPNGU	Penguin
SBERRAWYRT	Strawberry
WLYELO	Yellow
TAIUALASR	Australia
IIMSNWMG	Swimming
CCMBUURE	Cucumber
ASTTIR	Artist
DNHA	Hand
YBLICEC	Bicycle
RMAS	Mars

WORD SCRAMBLE 5 (Solution)

ODPLNHI	Dolphin
LNEAEPIPP	Pineapple
PUELRP	Purple
IINAD	India
LBAEALSB	Baseball
OCBROICL	Broccoli
CFHE	Chef
TFOO	Foot
ATBO	Boat
RPTJIUE	Jupiter

WORD SCRAMBLE 6 (Solution)

AOAKL	Koala
ROAETENWML	Watermelon
EOANGR	Orange
ARCFNE	France
LLOVYALEBL	Volleyball
PCHISNA	Spinach
TPOLI	Pilot
YEE	Eye
PELNA	Plane
RSNATU	Saturn

WORD SCRAMBLE 7 (Solution)

PEMHIZNACE	Chimpanzee
IWKI	Kiwi
PNIK	Pink
AYITL	Italy
FOGL	Golf
EUTCETL	Lettuce
LEWYRA	Lawyer
RAE	Ear
IOTRPEHECL	Helicopter
UANRSU	Uranus

WORD SCRAMBLE 8 (Solution)

CAETEHH	Cheetah
GAREP	Grape
WOBNR	Brown
GPEYT	Egypt
GYBRU	Rugby
NOION	Onion
NURES	Nurse
NOES	Nose
RCOOTLEYCM	Motorcycle
NUEEPNT	Neptune

WORD SCRAMBLE 9 (Solution)

SNOERCIROH	Rhinoceros
MGOAN	Mango
CBLAK	Black
AISUSR	Russia
HOKYCE	Hockey
AEP	Pea
ITETACHRC	Architect
THOUM	Mouth
UCTKR	Truck
LUPOT	Pluto

WORD SCRAMBLE 10 (Solution)

AONGKARO	Kangaroo
ECAPH	Peach
WEHTI	White
XEOCMI	Mexico
INLGCCY	Cycling
LGAETGPN	Eggplant
INCIUSAM	Musician
BCAK	Back
UBYAWS	Subway
SEERC	Ceres

FUNNY RIDDLES

Welcome to this fun section full of funny riddles!

In this part, you'll discover a bunch of hilarious riddles sure to make you laugh. Take a break from your recovery, enjoy some humor, and have a good time with these light-hearted puzzles.

FUNNY RIDDLES

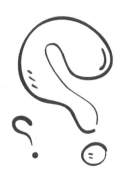

1. What has keys but can't open locks?

2. What kind of tree can you carry in your hand?

3. What gets wetter as it dries?

4. What has a neck but no head?

5. What belongs to you but others use it more than you do?

6. What has one eye but can't see?

7. What can travel around the world while staying in a corner?

8. What goes up but never comes down?

9. What has many keys but can't open a single lock?

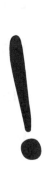

10. What has a bark but no bite?

11. What goes up when rain comes down?

12. What is full of holes but still holds water?

13. What is the best time to go to the dentist?

14. What runs around the whole yard without moving?

15. What has a bed but never sleeps, a mouth but never eats?

16. What has legs but cannot walk?

17. What goes up and down but never moves?

18. What can fill a room but takes up no space?

19. What has teeth but can't bite?

20. What has a heart but no other organs?

21. What is always in front of you but can't be seen?

22. What starts with the letter "t", ends with the letter "t", and is full of "t"?

23. What has a foot but no legs?

24. What has hands but cannot clap?

25. What is so fragile that saying its name breaks it?

26. What can you catch but not throw?

27. What has a thumb and four fingers but isn't alive?

28. What has a neck but no head, and arms but no hands?

29. What is the center of gravity?

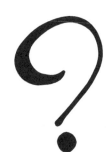

30. What has a heart that doesn't beat?

31. What is easy to get into but hard to get out of?

32. What has branches and leaves but no trunk?

33. What has cities, but no houses; forests, but no trees;

    and rivers, but no water?

34. What comes once in a minute, twice in a moment,

    but never in a thousand years?

35. What is black when you buy it, red when you use it,

    and gray when you throw it away?

FUNNY RIDDLES (Solution)

1.	A piano	19.	A comb
2.	A palm tree	20.	A deck of cards
3.	A towel	21.	The future
4.	A bottle	22.	A teapot
5.	Your name	23.	A ruler
6.	A needle	24.	A clock
7.	A stamp	25.	Silence
8.	Your age	26.	A cold
9.	A keyboard	27.	A glove
10.	A tree	28.	A shirt
11.	An umbrella	29.	The letter "v"
12.	A sponge	30.	An artichoke
13.	Tooth-hurty (2:30)	31.	Trouble
14.	A fence	32.	A library
15.	A river	33.	A map
16.	A table	34.	The letter "m"
17.	A staircase	35.	Charcoal
18.	Light		

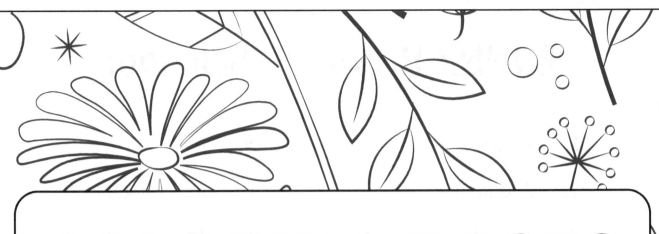

COLORING PAGES

Dear Survivor:

Welcome to this special coloring adventure designed for women recovering from Hysterectomy surgery!

In this section, you'll find ten lovely floral illustrations paired with funny and uplifting quotes. They're here to brighten your day and give you a boost of motivation.

Get your coloring tools, relax, and let your creativity flow. Every stroke of color is a small celebration of your strength and determination.

Enjoy this relaxing time, knowing that you are valued and supported.

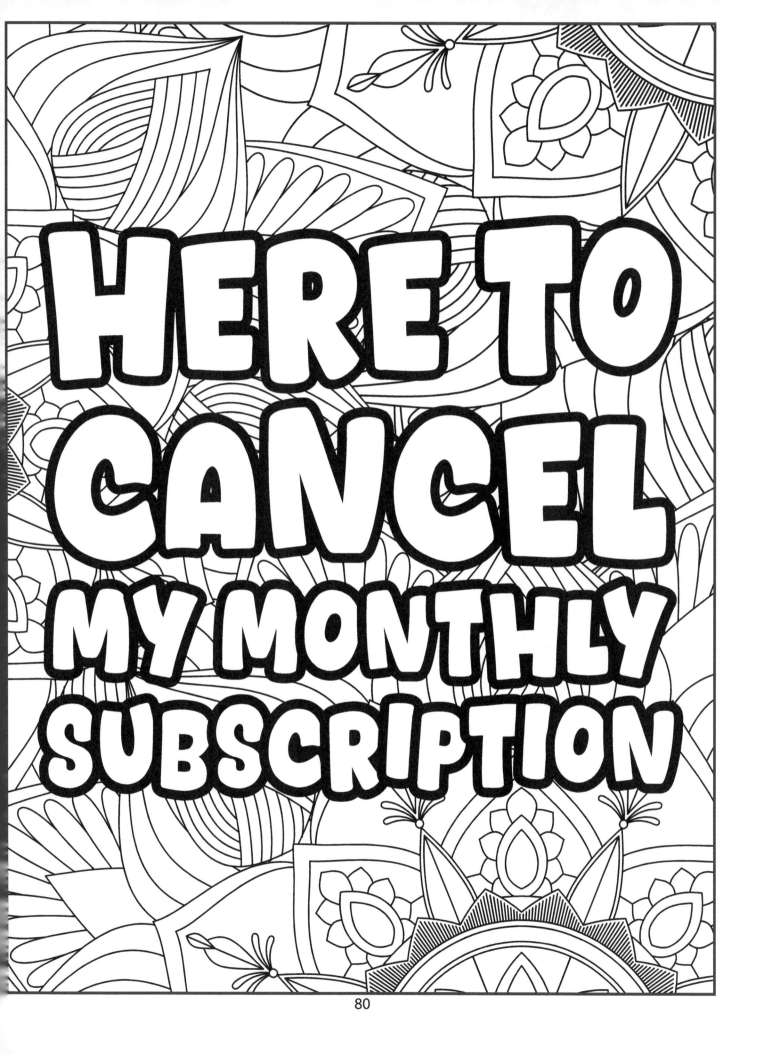

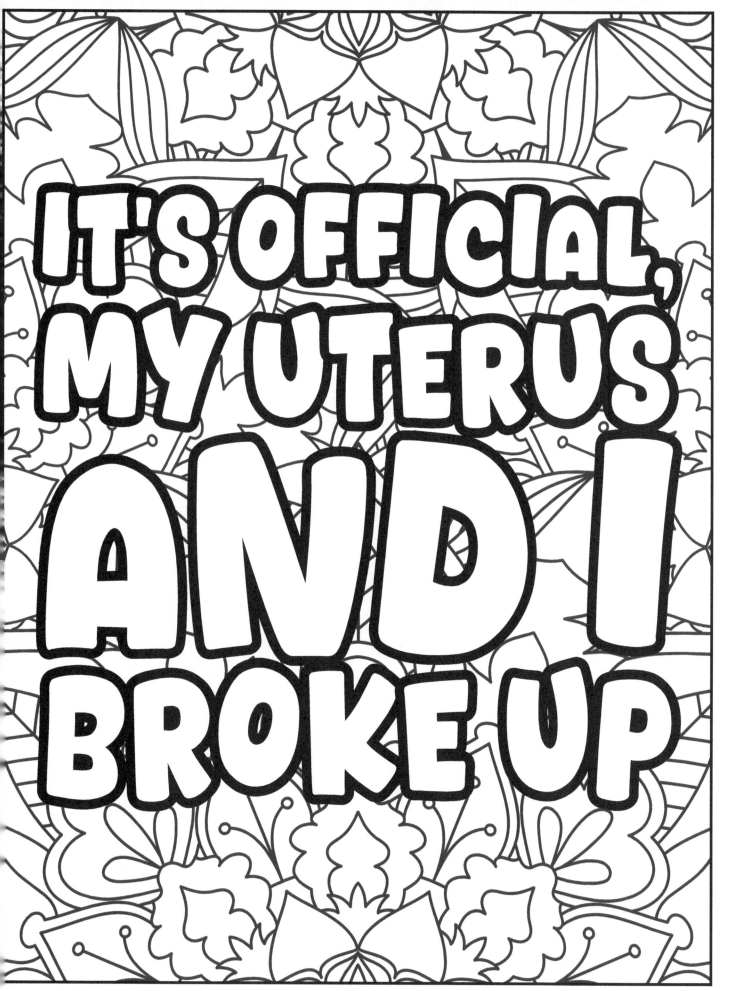

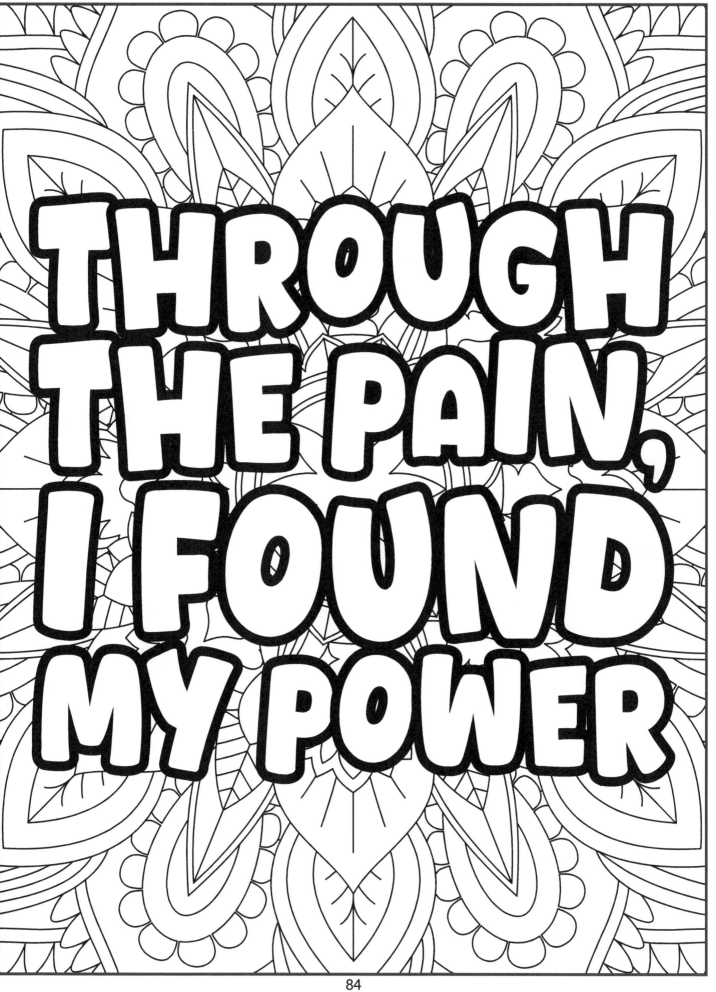

GOODBYE UTERUS SHE WAS KINDA CRAMPING MY STYLE

I GAVE MY UTERUS AN EVICTION NOTICE

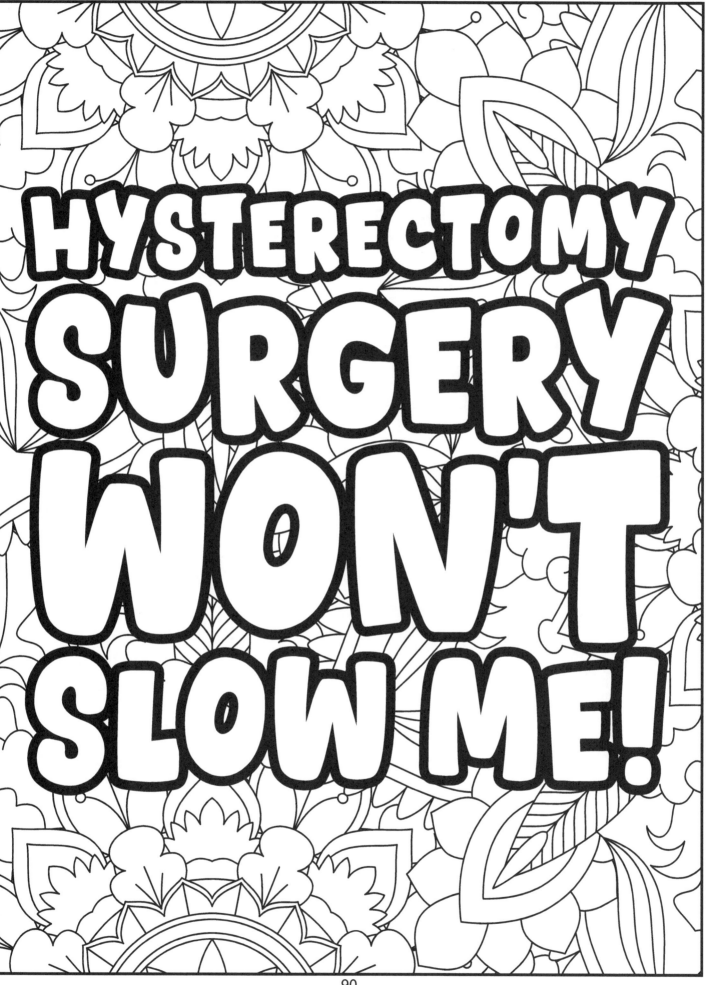

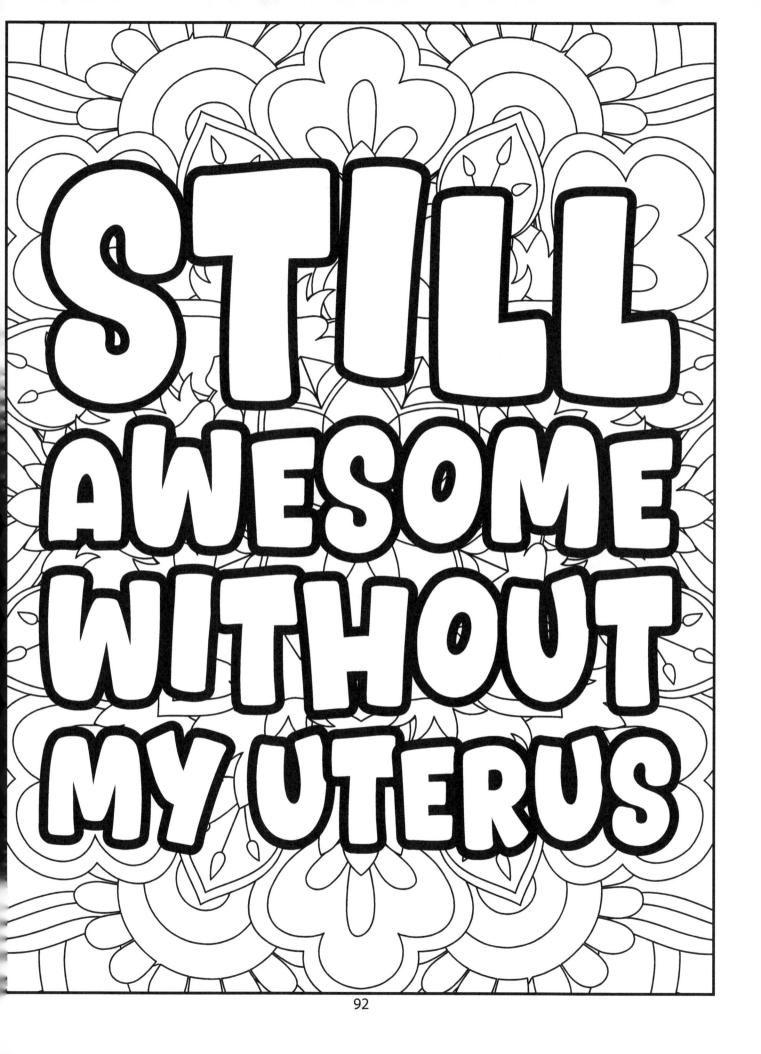

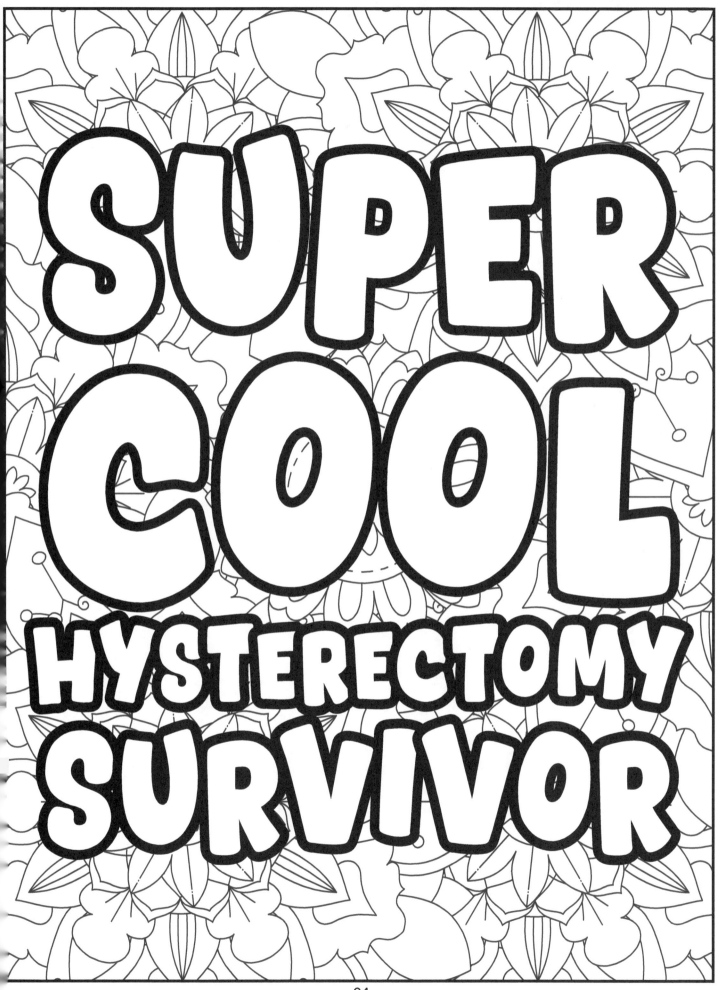

HEALING IS A COLORFUL JOURNEY

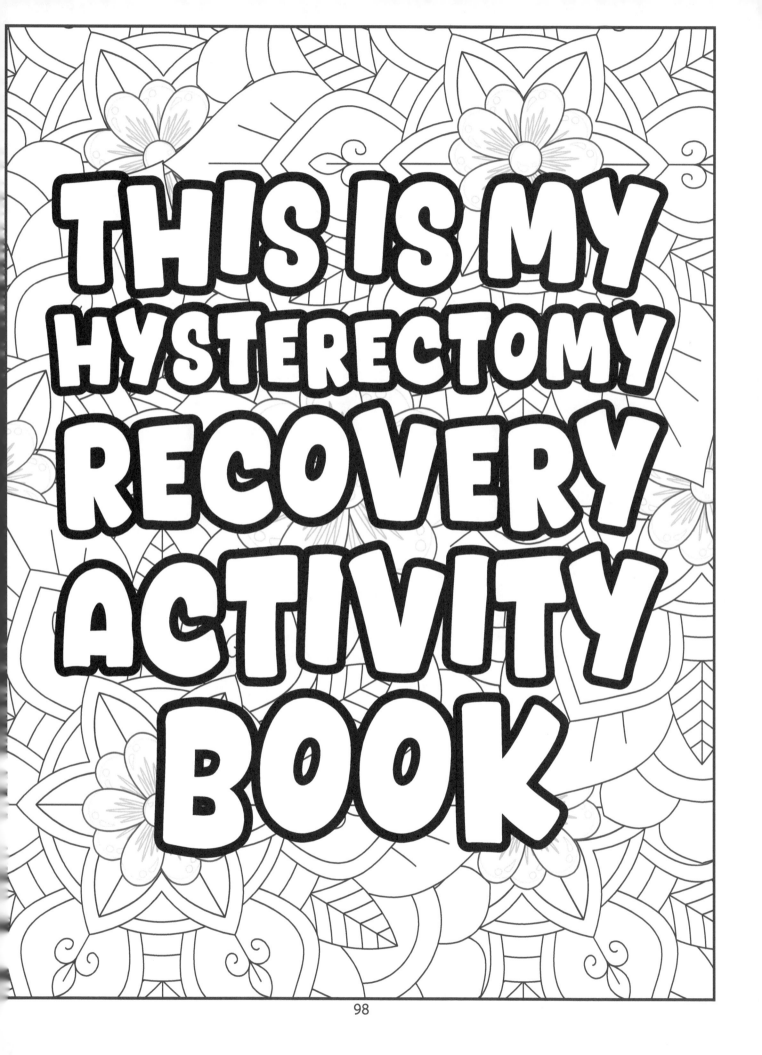

THIS IS MY HYSTERECTOMY RECOVERY ACTIVITY BOOK

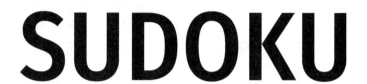

SUDOKU

How to play:

Sudoku is a grid puzzle game available in various grid sizes: 9x9 for the classic adult version, and 4x4 and 6x6 for kids' versions.

In the adult version, the goal is to fill the 9x9 grid with digits so that each column, each row, and each of the nine 3x3 subgrids (referred to as "boxes," "blocks," or "regions") contains all the digits from 1 to 9.

You'll be provided with a partially completed puzzle grid to fill in.

Digits cannot be repeated within the same row, column, or 3x3 subgrid.

Sudoku puzzles come in various difficulty levels: Easy, Intermediate, Hard, Very Hard, and Insane.

- 1

		3	4	8	2	9		7
		1		3			2	
9	8		7		5	6	4	
5	6	7	2		4			1
2	4	8		5		7		9
			8	6	7	4	5	
	9	4	1		8			6
8	2	5	6	7		1		4
	1		5				7	8

- 2

9							1	7
7	6	8		9	1			
	5	2	7	3	4			8
6		9	1	5	2	7		
		5	8	4		2	6	9
	2			6		1	8	
	4		2	8	9	3	7	1
		3	4		6	9	5	2
2	9	1	3			8		

- 3

	4		7	9	8	6		1
	8	7	1		2	4	9	5
9					4			
3	7		4	1	6	5	2	8
		8	2		3	9	1	6
	2	6	8			3	4	
7						2		3
	6			4		8		9
8		5	9	2	7		6	4

- 4

6	5	7		2	8			3
	3			1		7		4
			5	7	3	2	8	
	8	4	9	6			7	1
9	1	3	8	5	7	6	4	2
7	2		1		4			
	7			9		8	3	
3				8		4		9
2	9	8	3		5			7

- 5

6							8	2
4	8	1	3	2	6	5	7	9
2	9	7	8	5	1	4	6	3
9				8	4	3	5	
7	5	8						1
	4					6		
8		6	5	3	9	7	1	
		4	7	6	8	9		
5	7			1	2			6

- 6

	1	4	9	8			3	
3		6			2		8	7
	8			1	6	4	5	9
8	7	1		4		9	6	
			7	9	5	8		3
9	5		8	6	1		7	
	3		6			8	5	
4	6		1		9			8
1			5	7		3	9	6

- 7

	9	7			8	6	4	5
3	4			1	5	8	2	9
8		5		4		1		7
	7	2						8
			8			7	5	2
	8	3	6	2	7	4	9	1
2	5				4	9		3
7		4	5			2		
		9		7				

- 8

		5	9	3	7	6	4	8
6	8			1			3	7
7		9				5	1	2
	1		4		6	3	8	
	9	2		8		7		6
		3	5		9		2	
3	5		7	9				1
	4	1		5		2		
2	7	6		4	1			

- 9

3					6	8	7	4
4	7	8			9	6		
			8	4		9		
		1	6	5				8
5				1	2	3	4	
	3	6			8	1		7
8	6	4	3	7			2	9
1		7						3
	5	3		8	4	7	6	1

- 10

				4	9	8		1
8	5		6	7	1		3	
	1		5		8	7		
2			9	4			8	6
9	6	4	8	1		5	7	
7	8			5	6			
3		6			5		9	7
5	9	7		6	2	3	1	8
1	4	8		3		6	2	

- 11

9	6		3		2	4		8
1		2			4	9		3
8	3	4		5		2		
6	4		5					7
2	7		4	3		8	6	5
	1			7	6	3	9	4
4		5	1	6	3			
3			9			5	4	
	2			4		6		

- 12

	2	8	7			6	9	
		1	5	8	9	4	2	
7	9			6	3			8
	3	5	1	9		2	4	6
	4		3	2		8		
2	1			5			7	9
6		2	9	1			3	4
	9		6	3		1		5
	5		8	7		9		2

- 13

1		2	4					
	9	4	5	7	3	8	2	
5	3			1			4	9
			9	4	8		6	
			2					
8					1	2	7	
3	4	5			9	7	8	6
			3				1	
		1	7	8		9	5	

- 14

9		7			6	4		5
3			2				9	
			9		8	6		3
7		4		9			8	1
	6	3		5	7			9
		5	1			6		
	3	8					1	2
6			5	8	1	9		
		9				2	8	5

- 15

6	8	5	1	7		3	2	4
9			5		3	8	7	6
	7	2	8	4				
	9				7			
		8	4			1	5	
	5			1	8	4	6	
					4	6	8	
5		6			1			2
	4						1	

- 16

7		8	9	3		5		
	5				6	1	9	7
2				7			6	8
	8			9	2		5	
	1		6		7			3
	3		5			2		
	5	6		2		4		9
1				5				
			1	6	9	8	7	5

- 17

	5		1			6		3
		3		4	8	1	2	7
	1		7					
	4				1	7	3	2
		9		2		8	6	
2		1					4	9
9					3			5
			2	5		3	9	8
	2	5		7			1	6

- 18

7						9		
4	9	8	5			6		7
5				7	1		2	
8		1	2					7
9	2			3				
	7	3			9	2		
3	8		6	4	5	7	1	
				1		5	6	9
	6	5	7				3	4

 # - 19

						2		3
		9	7			1		
2	1	3		8			7	
4		7		5		8		1
		8		4		9		
	9		8			5	3	
5			1			4	8	
			2		8		1	5
	8		5		4			2

 # - 20

		9	3					
3	6	1	8	9		2		5
	7	5			6		9	
					3			6
6			2				8	
		8			5	1		
5		7		4	2			
8		4				5		
			5		8		4	7

 # - 21

	7			8	6		4	
	8		7	3		6		
6		5			1	3	8	
1				9		7		
5	3		1		2			4
	9	8				5		
	1							
4			6	3				
8				6		2	3	

 # - 22

				1			2	5
	4		5	8		3		
			3		6	7		
	2	9		5		1		
			1		4			
	8	1	7		9		4	
2				8		9	1	
	7			1			5	8
	8	9				7		

- 23

7				2				9
			4		7	6		
2		5		6				4
1					8			7
				7				5
	9				2			
								1
			5	3	6		4	
8	7	6					9	

- 24

1						6	3	
						1	9	
			6	9	4		5	
9	7		4					2
			8		1			
5				6		9		
6			5		3		7	
			4	2			8	3

- 25

		1						8
				6	4			3
	2	6					9	
2	6	5	7	9				
	4			5				6
	3	9	1			8		
		3				5	4	
	5			8				
					3			

- 26

					4		1	
	9							
8				2		4		
			4			7		
	2		1			6		
9	8		5	3	7	2		
	5							
						6	3	5
1		9	7		5			2

- 1 (Solution)

Easy

6	5	3	4	8	2	9	1	7
4	7	1	9	3	6	8	2	5
9	8	2	7	1	5	6	4	3
5	6	7	2	9	4	3	8	1
2	4	8	3	5	1	7	6	9
1	3	9	8	6	7	4	5	2
7	9	4	1	2	8	5	3	6
8	2	5	6	7	3	1	9	4
3	1	6	5	4	9	2	7	8

- 2 (Solution)

Easy

9	3	4	6	2	8	5	1	7
7	6	8	5	9	1	4	2	3
1	5	2	7	3	4	6	9	8
6	8	9	1	5	2	7	3	4
3	1	5	8	4	7	2	6	9
4	2	7	9	6	3	1	8	5
5	4	6	2	8	9	3	7	1
8	7	3	4	1	6	9	5	2
2	9	1	3	7	5	8	4	6

- 3 (Solution)

Easy

5	4	2	7	9	8	6	3	1
6	8	7	1	3	2	4	9	5
9	1	3	5	6	4	7	8	2
3	7	9	4	1	6	5	2	8
4	5	8	2	7	3	9	1	6
1	2	6	8	5	9	3	4	7
7	9	4	6	8	1	2	5	3
2	6	1	3	4	5	8	7	9
8	3	5	9	2	7	1	6	4

- 4 (Solution)

Easy

6	5	7	4	2	8	9	1	3
8	3	2	6	1	9	7	5	4
1	4	9	5	7	3	2	8	6
5	8	4	9	6	2	3	7	1
9	1	3	8	5	7	6	4	2
7	2	6	1	3	4	5	9	8
4	7	1	2	9	6	8	3	5
3	6	5	7	8	1	4	2	9
2	9	8	3	4	5	1	6	7

- 5 (Solution)

Easy

6	3	5	9	4	7	1	8	2
4	8	1	3	2	6	5	7	9
2	9	7	8	5	1	4	6	3
9	6	2	1	8	4	3	5	7
7	5	8	6	9	3	2	4	1
1	4	3	2	7	5	6	9	8
8	2	6	5	3	9	7	1	4
3	1	4	7	6	8	9	2	5
5	7	9	4	1	2	8	3	6

- 6 (Solution)

Easy

5	1	4	9	8	7	6	3	2
3	9	6	4	5	2	1	8	7
2	8	7	3	1	6	4	5	9
8	7	1	2	4	3	9	6	5
6	4	2	7	9	5	8	1	3
9	5	3	8	6	1	2	7	4
7	3	9	6	2	8	5	4	1
4	6	5	1	3	9	7	2	8
1	2	8	5	7	4	3	9	6

- 7 (Solution)

1	9	7	2	3	8	6	4	5
3	4	6	7	1	5	8	2	9
8	2	5	9	4	6	1	3	7
9	7	2	4	5	1	3	6	8
4	6	1	8	9	3	7	5	2
5	8	3	6	2	7	4	9	1
2	5	8	1	6	4	9	7	3
7	3	4	5	8	9	2	1	6
6	1	9	3	7	2	5	8	4

- 8 (Solution)

1	2	5	9	3	7	6	4	8
6	8	4	2	1	5	9	3	7
7	3	9	8	6	4	5	1	2
5	1	7	4	2	6	3	8	9
4	9	2	1	8	3	7	5	6
8	6	3	5	7	9	1	2	4
3	5	8	7	9	2	4	6	1
9	4	1	6	5	8	2	7	3
2	7	6	3	4	1	8	9	5

- 9 (Solution)

3	9	5	1	2	6	8	7	4
4	7	8	5	3	9	6	1	2
6	1	2	8	4	7	9	3	5
7	4	1	6	5	3	2	9	8
5	8	9	7	1	2	3	4	6
2	3	6	4	9	8	1	5	7
8	6	4	3	7	1	5	2	9
1	2	7	9	6	5	4	8	3
9	5	3	2	8	4	7	6	1

- 10 (Solution)

6	7	2	3	4	9	8	5	1
8	5	9	6	7	1	2	3	4
4	1	3	5	2	8	7	6	9
2	3	5	7	9	4	1	8	6
9	6	4	8	1	3	5	7	2
7	8	1	2	5	6	9	4	3
3	2	6	1	8	5	4	9	7
5	9	7	4	6	2	3	1	8
1	4	8	9	3	7	6	2	5

- 11 (Solution)

9	6	7	3	1	2	4	5	8
1	5	2	6	8	4	9	7	3
8	3	4	7	5	9	2	1	6
6	4	3	5	9	8	1	2	7
2	7	9	4	3	1	8	6	5
5	1	8	2	7	6	3	9	4
4	9	5	1	6	3	7	8	2
3	8	6	9	2	7	5	4	1
7	2	1	8	4	5	6	3	9

- 12 (Solution)

5	2	8	7	4	1	6	9	3
3	6	1	5	8	9	4	2	7
7	9	4	2	6	3	5	1	8
8	3	5	1	9	7	2	4	6
9	4	7	3	2	6	8	5	1
2	1	6	4	5	8	3	7	9
6	8	2	9	1	5	7	3	4
4	7	9	6	3	2	1	8	5
1	5	3	8	7	4	9	6	2

- 13 (Solution)

Hard

1	8	2	4	9	6	5	3	7
6	9	4	5	7	3	8	2	1
5	3	7	8	1	2	6	4	9
7	2	3	9	4	8	1	6	5
4	1	6	2	5	7	3	9	8
8	5	9	6	3	1	2	7	4
3	4	5	1	2	9	7	8	6
9	7	8	3	6	5	4	1	2
2	6	1	7	8	4	9	5	3

- 14 (Solution)

Hard

9	8	7	3	1	6	4	2	5
3	4	6	2	7	5	1	9	8
2	5	1	9	4	8	6	7	3
7	2	4	6	9	3	5	8	1
1	6	3	8	5	7	2	4	9
8	9	5	1	2	4	3	6	7
5	3	8	4	6	9	7	1	2
6	7	2	5	8	1	9	3	4
4	1	9	7	3	2	8	5	6

- 15 (Solution)

Hard

6	8	5	1	7	9	3	2	4
9	1	4	5	2	3	8	7	6
3	7	2	8	4	6	5	9	1
4	9	1	6	5	7	2	3	8
7	6	8	4	3	2	1	5	9
2	5	3	9	1	8	4	6	7
1	2	7	3	9	4	6	8	5
5	3	6	7	8	1	9	4	2
8	4	9	2	6	5	7	1	3

- 16 (Solution)

Hard

7	6	8	9	3	1	5	2	4
3	4	5	2	8	6	1	9	7
2	9	1	4	7	5	3	6	8
6	8	4	3	9	2	7	5	1
5	1	2	6	4	7	9	8	3
9	3	7	5	1	8	2	4	6
8	5	6	7	2	3	4	1	9
1	7	9	8	5	4	6	3	2
4	2	3	1	6	9	8	7	5

- 17 (Solution)

Hard

4	5	7	1	9	2	6	8	3
6	9	3	5	4	8	1	2	7
8	1	2	7	3	6	9	5	4
5	4	8	9	6	1	7	3	2
7	3	9	4	2	5	8	6	1
2	6	1	3	8	7	5	4	9
9	8	4	6	1	3	2	7	5
1	7	6	2	5	4	3	9	8
3	2	5	8	7	9	4	1	6

- 18 (Solution)

Hard

7	1	2	4	8	3	9	5	6
4	9	8	5	2	6	1	7	3
5	3	6	9	7	1	4	2	8
8	5	1	2	6	4	3	9	7
9	2	4	1	3	7	6	8	5
6	7	3	8	5	9	2	4	1
3	8	9	6	4	5	7	1	2
2	4	7	3	1	8	5	6	9
1	6	5	7	9	2	8	3	4

- 19 (Solution)

8	7	5	9	1	6	2	4	3
6	4	9	7	2	3	1	5	8
2	1	3	4	8	5	6	7	9
4	2	7	3	5	9	8	6	1
3	5	8	6	4	1	9	2	7
1	9	6	8	7	2	5	3	4
5	3	2	1	9	7	4	8	6
9	6	4	2	3	8	7	1	5
7	8	1	5	6	4	3	9	2

- 20 (Solution)

2	8	9	3	5	7	6	1	4
3	6	1	8	9	4	2	7	5
4	7	5	1	2	6	3	9	8
9	1	2	4	8	3	7	5	6
6	5	3	2	7	1	4	8	9
7	4	8	9	6	5	1	2	3
5	9	7	6	4	2	8	3	1
8	3	4	7	1	9	5	6	2
1	2	6	5	3	8	9	4	7

- 21 (Solution)

3	7	2	5	8	6	1	4	9
9	8	1	7	3	4	6	5	2
6	4	5	9	2	1	3	8	7
1	6	4	8	9	5	7	2	3
5	3	7	1	6	2	8	9	4
2	9	8	4	7	3	5	1	6
7	1	3	2	5	9	4	6	8
4	2	6	3	1	8	9	7	5
8	5	9	6	4	7	2	3	1

- 22 (Solution)

8	9	3	4	1	7	6	2	5
7	4	6	5	8	2	3	9	1
5	1	2	3	9	6	7	8	4
4	2	9	8	5	3	1	6	7
6	7	5	1	2	4	8	3	9
3	8	1	7	6	9	5	4	2
2	5	4	6	7	8	9	1	3
9	6	7	2	3	1	4	5	8
1	3	8	9	4	5	2	7	6

- 23 (Solution)

7	6	4	8	2	5	3	1	9
3	8	9	4	1	7	6	5	2
2	1	5	9	6	3	8	7	4
1	5	2	6	9	8	4	3	7
6	3	8	1	7	4	9	2	5
4	9	7	3	5	2	1	8	6
5	4	3	7	8	9	2	6	1
9	2	1	5	3	6	7	4	8
8	7	6	2	4	1	5	9	3

- 24 (Solution)

1	8	9	5	2	6	3	4	7
4	5	7	3	8	1	2	9	6
3	2	6	9	4	7	5	1	8
9	7	1	4	5	3	8	6	2
2	6	8	7	1	9	4	3	5
5	4	3	8	6	2	9	7	1
6	9	5	1	3	8	7	2	4
8	3	2	6	7	4	1	5	9
7	1	4	2	9	5	6	8	3

- 25 (Solution)

4	9	1	3	5	2	7	6	8
5	8	7	9	1	6	4	2	3
3	2	6	8	4	7	1	9	5
2	6	5	7	9	8	3	1	4
1	4	8	2	3	5	9	7	6
7	3	9	1	6	4	8	5	2
8	7	3	6	2	9	5	4	1
9	5	2	4	8	1	6	3	7
6	1	4	5	7	3	2	8	9

- 26 (Solution)

3	7	2	6	5	4	9	1	8
4	9	1	3	7	8	5	2	6
8	6	5	9	2	1	4	3	7
5	1	3	4	6	2	7	8	9
7	2	4	1	8	9	6	5	3
9	8	6	5	3	7	2	4	1
6	5	8	2	9	3	1	7	4
2	4	7	8	1	6	3	9	5
1	3	9	7	4	5	8	6	2

MAZES

How to play:

The aim of a maze puzzle is to navigate from the starting point to the exit point within the maze.

You can use your finger, a pen, or a pencil to trace your path through the maze. Choose a tool that allows you to easily mark your progress without damaging the maze.

Begin at the designated entrance point of the maze. Continue navigating through the maze until you successfully reach the exit point.

Watch out for dead ends, which are paths that lead to a dead end and do not progress toward the exit. If you encounter a dead end, backtrack to the nearest branching point and try an alternative route.

Very easy

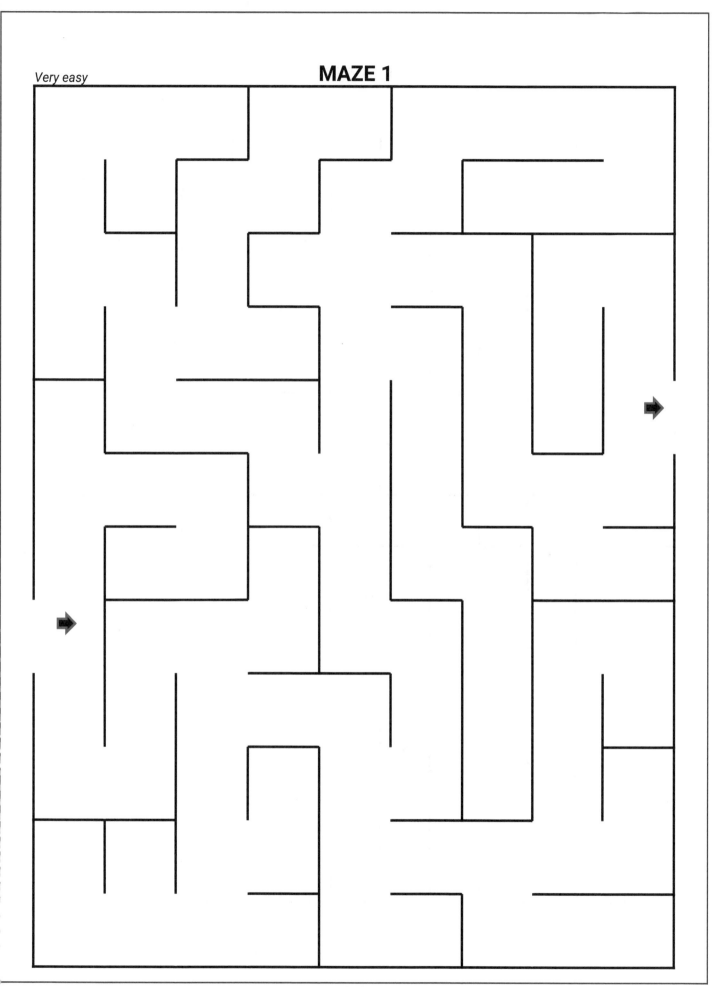

MAZE 2

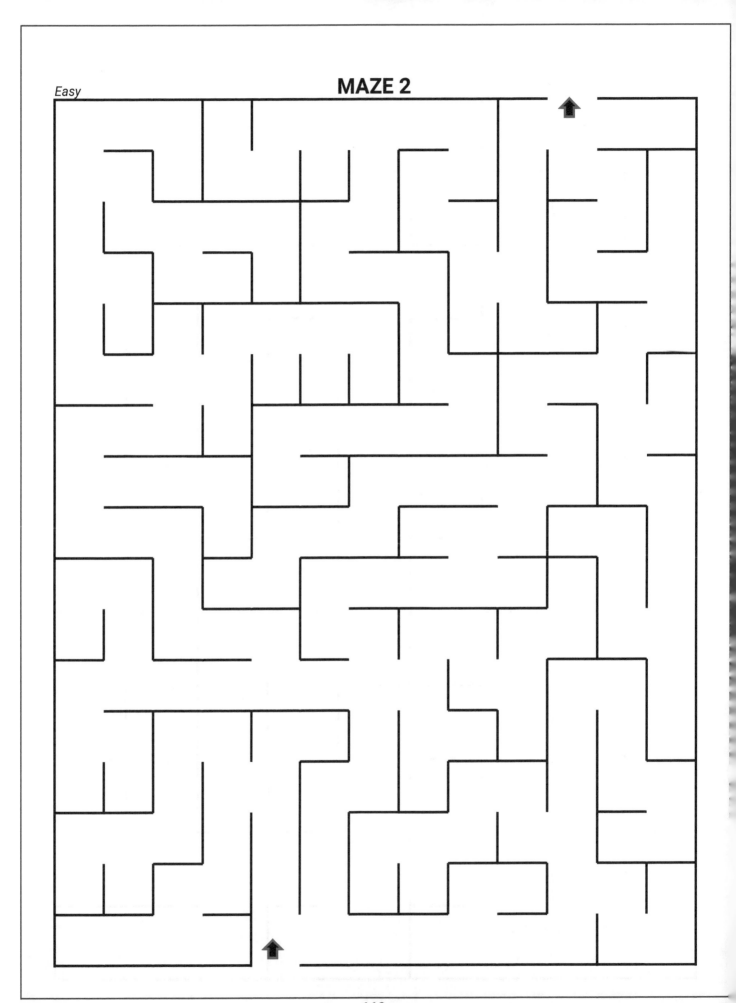

Intermediate

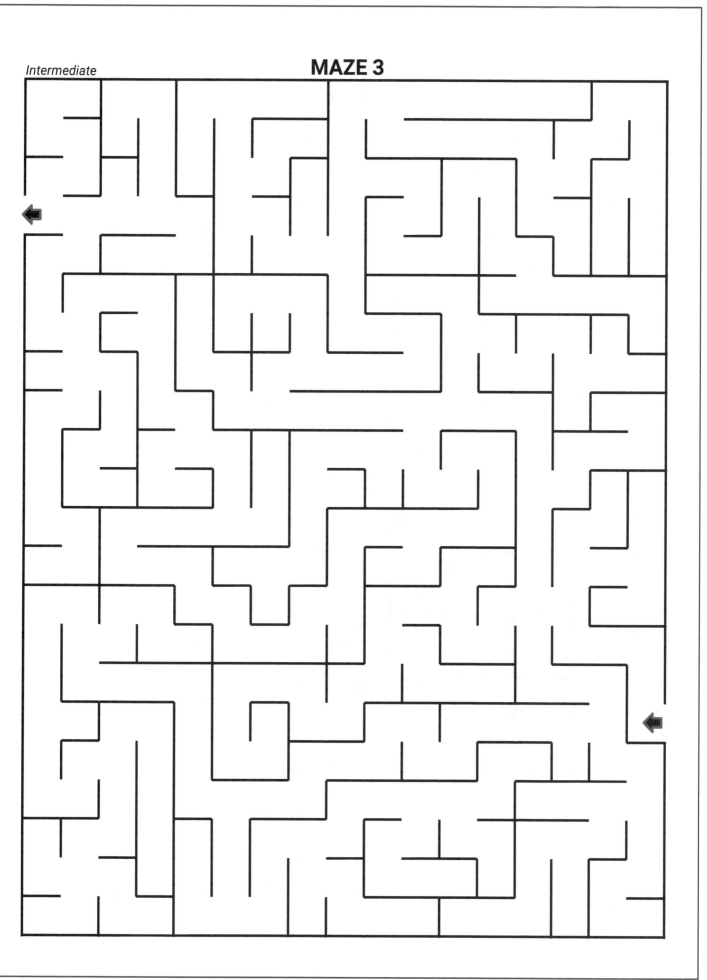

MAZE 4

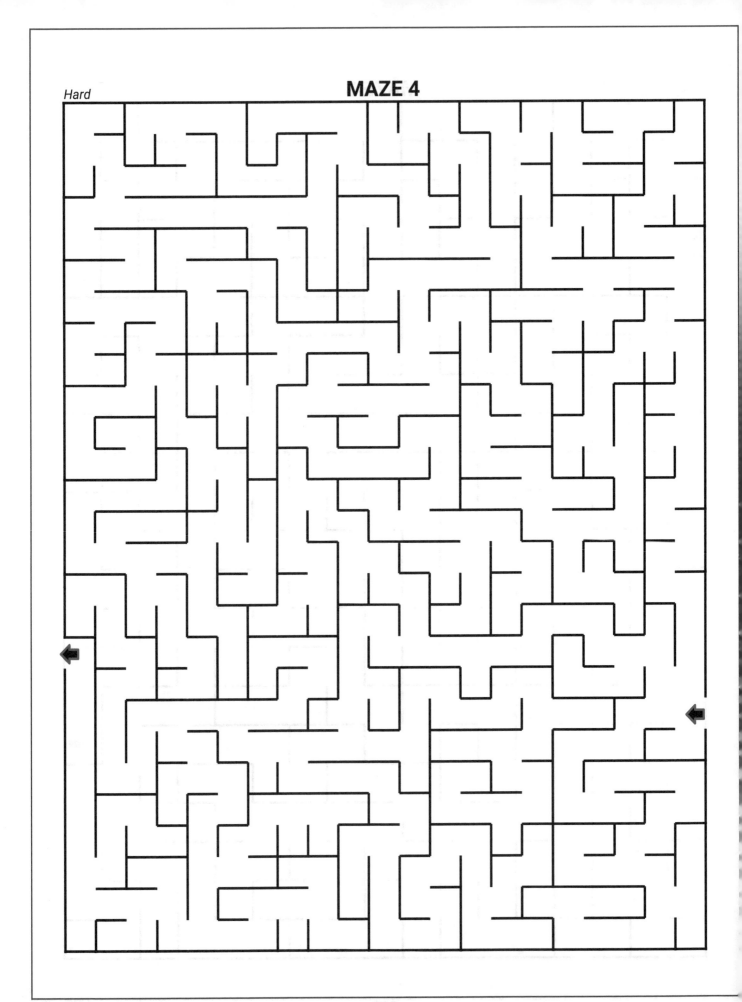

MAZE 5

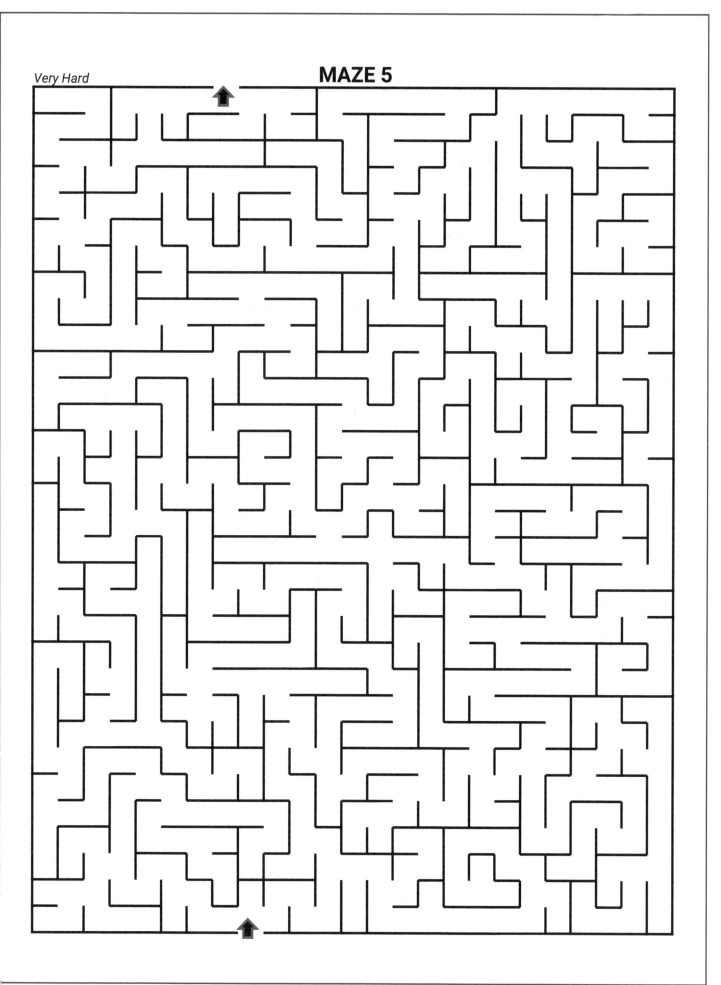

Very easy

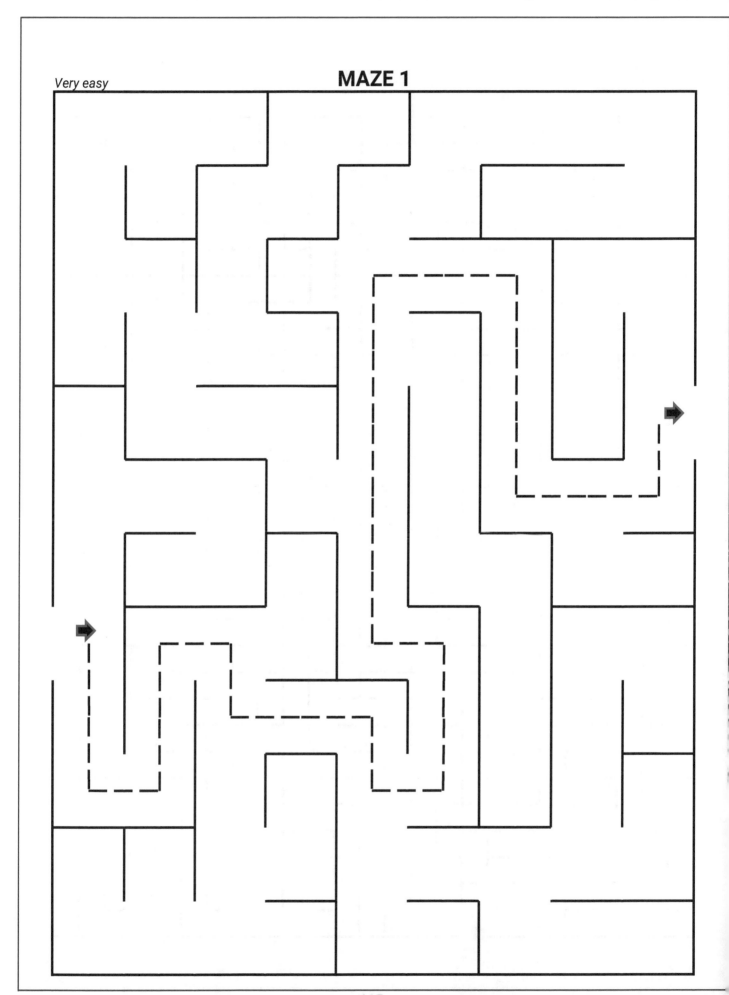

Easy

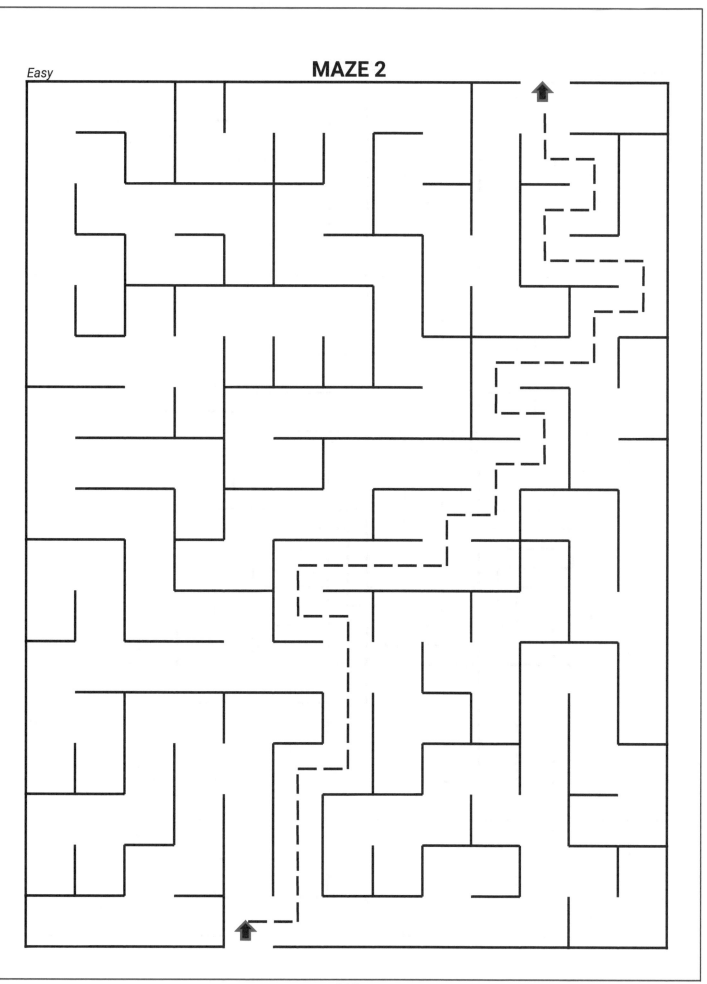

MAZE 3

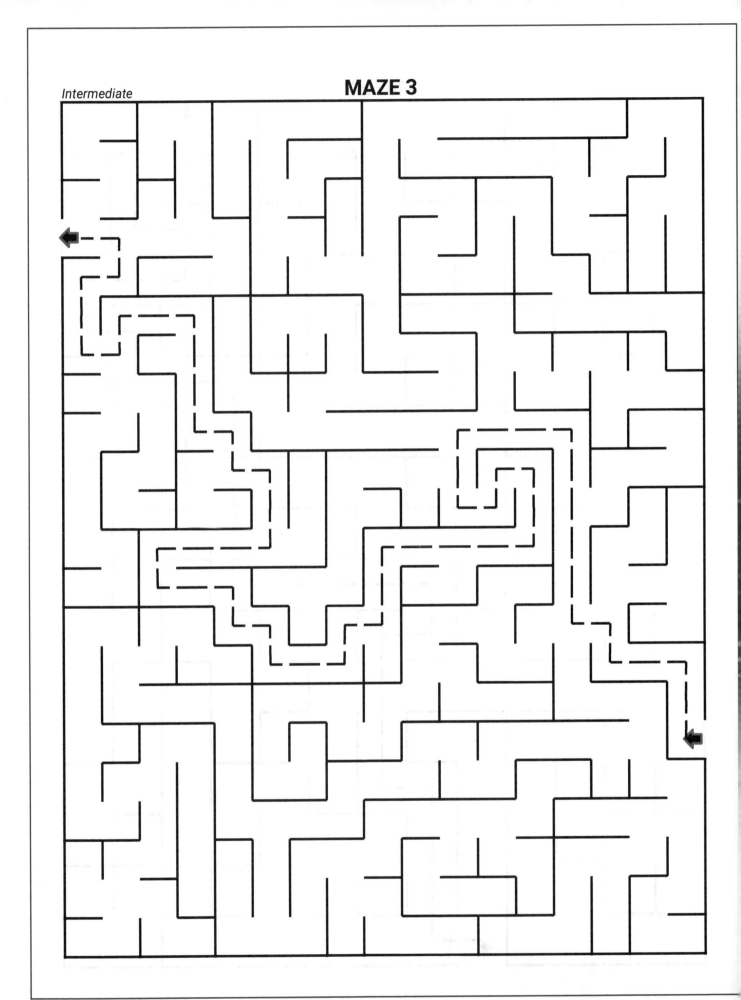

Hard

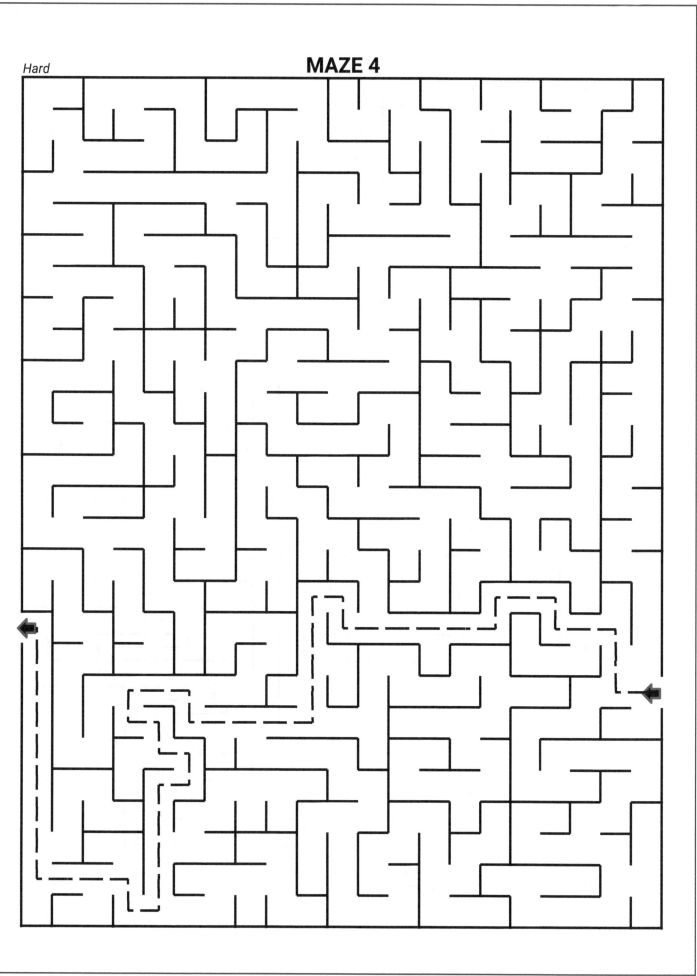

MAZE 5

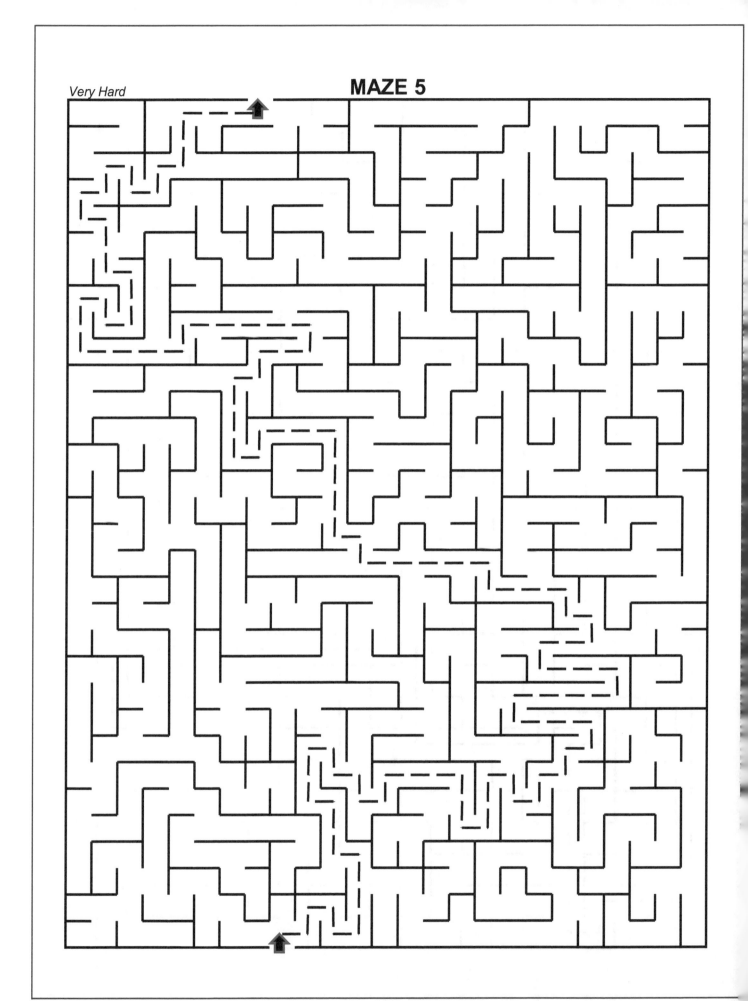

Made in United States
Troutdale, OR
10/08/2024

23543652R00071